# PETITE CHIRURGIE

—

# COURS DE GARDES-MALADES

de la Maison de Santé Protestante de Bordeaux

———

BORDEAUX

IMPRIMERIE Vᵉ CADORET

17 — RUE MONTMÉJAN — 17

—

1895

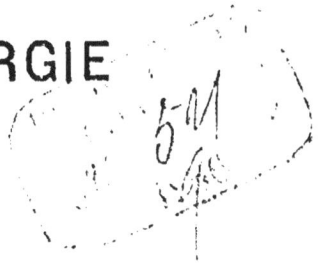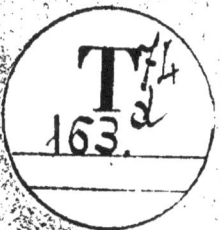

# PETITE CHIRURGIE

# COURS DE GARDES-MALADES

## de la Maison de Santé Protestante de Bordeaux

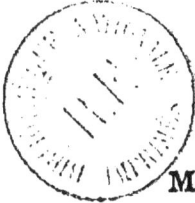

PAR

## Mᵐᵉ GROSS-DROZ

BORDEAUX

IMPRIMERIE Vᵉ CADORET

17 — RUE MONTMÉJAN — 17

1895

# PETITE CHIRURGIE

## Thermométrie.

1. On nomme température le degré appréciable de chaleur régnant dans un lieu ou dans un corps.

2. L'instrument qui sert à mesurer les variations de

3. la température s'appelle *thermomètre*, de deux mots grecs *thermos* chaleur et *métron* mesure.

4. Le thermomètre se compose d'une plaque en bois ou en métal, sur laquelle repose une cuvette renfermant du mercure et se continuant par un tube capillaire, c'est-à-dire fin comme un cheveu, dans lequel monte et descend le mercure.

5. Les liquides se contractant sous l'influence du froid et se dilatant à la chaleur, plus il fait froid plus le mercure est tassé dans la cuvettte et plus il fait chaud plus il monte dans le tube.

6. Sur la plaque qui supporte le tube, on a indiqué par un *o* le point où s'arrête le mercure quand la cuvette est entourée de glace fondante.

7. Il faut que la glace soit fondante, parce qu'elle

commence toujours à fondre au même degré, tandis que la température de la glace qui ne fond pas peut varier.

8.    On marque également le point fixe invariable où s'arrête la colonne de mercure quand la cuvette qui sert de base au thermomètre est en contact avec de la vapeur d'eau bouillante.

9.    Réaumur a partagé en 8o degrés la distance qui
10.   sépare le point où la glace fond de celui où l'eau bout. Mais depuis que le système décimal est seul employé en France, on a divisé cette distance en
11.  cent degrés égaux et les thermomètres ainsi construits ont reçus le nom de thermomètres *centigrades*.

12.   Le thermomètre de Réaumur se compose donc
13.   de 8o degrés et le thermomètre centigrade de 100 degrés, ce qui fait que 8 degrés du thermomètre Réaumur valent 1o degrés du thermomètre centigrade ou bien que 4 degrés Réaumur valent 5 degrés centigrades.

14.   Cette division en degrés s'appelle *échelle*.

15.   Dans la construction des thermomètres, on remplace quelquefois le mercure par de l'alcool qu'on colore en rouge pour faciliter la lecture du degré marqué, la colonne rouge se détachant très bien sur le fond clair du thermomètre.

16.   La dilatation du mercure est plus lente, mais beau-

coup plus uniforme que celle de l'alcool, aussi les thermomètres à mercure sont ils plus exacts que ceux à alcool : ils doivent leur être préférés.

17. La température humaine varie selon que l'individu est ou n'est pas en état de santé.

18. Elle a une marche régulière à peu près constante dans les maladies aiguës, aussi peut-on souvent, par l'inspection seule du tracé de la température, reconnaître l'affection dont le malade est atteint.

19. Les indications fournies par la température dans les maladies chroniques étant aussi très utiles, il est de la dernière importance de prendre la température des malades avec la plus grande exactitude et l'on ne saurait trop répandre la pratique de la thermométrie.

20. La *thermométrie* est la mesure des températures à l'aide du thermomètre.

21. On se rend facilement compte de la température humaine avec le *thermomètre médical*.

22. Les thermomètres médicaux reposent sur les mêmes principes que les thermomètres ordinaires. Ils doivent être très précis et très sensibles, aussi sont-ils tous construits avec du mercure et munis d'un tube capillaire très fin et d'un réservoir d'une très petite capacité.

Pour qu'ils soient plus maniables, moins encombrants, leur échelle ne comprend guère que les degrés correspondants à ceux entre lesquels peuvent osciller les températures humaines : 32° à 44° au moins et 25 à 45° au plus.

23. Les degrés y sont divisés soit en cinquièmes, soit en dixièmes.

24. Ces thermomètres étant très fragiles, il faut les examiner avant de s'en servir pour s'assurer que la colone mercurielle n'offre pas d'interruption.

25. Si la colonne de mercure est partagée en deux parties, on dit qu'elle est divisée, et le thermomètre fournit alors des renseignements inexacts.

26. Avant de l'employer, il faut faire disparaître ces interruptions.

27. Voici comment on procède pour cela : on prend le thermomètre par sa partie supérieure et on lui fait exécuter un mouvement de rotation rapide, ou bien on lui imprime des secousses brusques jusqu'à ce que l'interruption ait disparu.

On peut aussi plonger l'instrument dans de l'eau que l'on chauffe doucement jusqu'à ce que la partie inférieure de la colonne, s'élevant peu à peu, aille rejoindre la partie supérieure ne formant plus ainsi qu'une colonne mercurielle continue.

Mais dans ce cas, il faut avoir soin de ne pas chauffer trop rapidement le thermomètre, car le mercure pourrait aller frapper violemment la partie supérieure du tube et la briser.

**28.** Ces thermomètres médicaux ordinaires ont un inconvénient sérieux ; dès qu'ils ne sont plus en contact direct avec le corps du malade, ils baissent et donnent non la température du malade mais celles de son vêtement, de son lit, de sa chambre. Il faut donc lire le degré qu'ils marquent pendant qu'ils sont appliqués sur le corps du malade, ce qui n'est pas toujours commode et peut même parfois être impossible.

**29.** Pour éviter cela on a construit des thermomètres dits à *maxima* qui conservent aussi longtemps qu'on le désire l'indication de la température.

· Ils sont faits comme les thermomètres ordinaires ; seulement, à leur partie supérieure, on a laissé un peu d'air, et on a fait passer de la tige dans la chambre supérieure une goutelette de mercure, qui se trouve ainsi séparée par une interruption du reste de la colonne mercurielle et sert d'index.

**30.** Chaque fois qu'on veut employer un thermomètre à maxima, il faut faire descendre l'index au-dessous de 36° chiffre le plus bas que puisse atteindre la température d'un homme à l'état de santé.

A cet effet, on secoue fortement et brusquement le thermomètre de haut en bas en regardant chaque fois où se touve l'index, car des secousses trop violentes ou trop répétées pourraient faire descendre l'index dans le réservoir et transformer ainsi un thermomètre à maxima en un thermomètre ordinaire.

31. Lorsque l'on a fait descendre l'index au-dessous de 36° on place le thermomètre sur le malade. Étant soumis à une température plus élevée, le mercure se dilate, pousse la bulle d'air qui, à son tour, pousse l'index; lorsque l'on retire le thermomètre, la température s'abaisse et la colonne de mercure redescend, tandis que l'index reste immobile dans la tige.

On peut alors aller lire le degré qu'il indique près d'une fenêtre ou d'une lumière, ou conserver le thermomètre pour le montrer au médecin.

32. Quand on est sûr d'avoir un thermomètre fonctionnant bien, on chauffe dans le creux de la main la petite cuvette où le mercure se trouve très tassé le thermomètre s'arrêtant à 25° et quelquefois même à 32°, puis on le place au point que le médecin a indiqué.

33. On prend la température dans l'aisselle, dans les mains, dans le vagin, dans le rectum, dans l'aine et dans la bouche.

34. Chez les petits enfants, la cavité axillaire n'étant pas très creuse, on y maintient difficilement le thermomètre; aussi prend-on chez eux de préférence la température rectale.

35. Il est plus facile de mesurer la température des

personnes grasses et bien musclées que celle des individus maigres et décharnés.

36. A moins d'indications spéciales, c'est dans l'aisselle qu'on doit la rechercher.

37. Pour prendre la température dans l'aisselle, on commence par essuyer complètement le dessous du bras puis on y place le thermomètre.

Cette précaution est nécessaire parce que s'il restait de l'humidité sur la peau du malade en contact avec le thermomètre, en s'évaporant elle pourrait faire varier le degré de plusieurs dixièmes.

Il faut aussi écarter complètement la chemise, le gilet de flanelle, etc. sans quoi le degré obtenu serait celui des vêtements et non celui du corps du malade.

On doit aussi s'assurer que le réservoir est placé exactement au centre du creux axillaire et que le malade applique bien le bras contre le thorax.

Si la personne dont on prend la température n'est pas capable d'aider à cette petite opération, la garde devra elle-même maintenir le bras du malade contre sa poitrine. Au bout de dix à quinze minutes environ, la colonne de mercure ne monte plus; lorsqu'elle est restée stationnaire pendant au moins une minute, on lit sur place le degré obtenu s'il s'agit d'un thermomètre ordinaire, ou on retire l'instrument si c'est un thermomètre à maxima, et on lit ensuite tout à son aise le degré qu'il marque.

38.      Pour prendre la température de la main, on maintient le réservoir du thermomètre exactement appliqué au centre de la paume de la main en fermant le poing, c'est-à-dire en fléchissant les doigts sur l'instrument.

Pour empêcher l'air de toucher le réservoir du thermomètre, on placera un peu de ouate entre le petit doigt et la paume de la main. Au bout de dix à quinze minutes on a obtenu la température.

39.      Pour prendre la température dans le rectum, on introduit doucement, à trois ou quatre centimètres, la cuvette du thermomètre enduite d'huile ou de vaseline (exactement comme s'il s'agissait de placer une canule pour administrer un lavement), le malade étant couché sur le côté, la jambe appuyée sur le lit étant allongée, l'autre demi-fléchie.

40.      On recommande au malade de rester absolument tranquille; mais s'il est agité, s'il a le délire ou s'il est inconscient, on apportera la plus grande attention afin de retirer le plus rapidement possible le thermomètre en cas de mouvement brusque du malade.

Un aide devra maintenir la jambe fléchie. Quatre ou cinq minutes d'application suffisent pour renseigner sur la température.

41.   D'ailleurs, toutes les fois qu'il s'agit d'un enfant, d'une personne inconsciente, ayant le délire, quel que soit le point où l'on prend la température, on doit bien se garder d'abandonner le malade à lui-même. Il faut exercer une surveillance absolue car, par des mouvements inconscients ou irréfléchis, le malade pourrait casser le thermomètre et provoquer ainsi les plus graves accidents.

42.   On évitera autant que possible de découvrir les malades en prenant leur température. Tant que dure l'application du thermomètre, on peut recouvrir d'un châle ou d'une couverture supplémentaire les points qui ne seraient pas suffisamment protégés par les vêtements ou les couvertures du malade.

Lorsqu'on s'aperçoit que la colonne capillaire ne se modifie plus, on lit la température indiquée.

43.   Pour cela, quand on s'est servi d'un thermomètre ordinaire, on se place bien en face du thermomètre et, avant de le retirer, on y lit la température.

44.   Quand on a fait usage d'un thermomètre à maxima, on retire le thermomètre et on lit la température tout à son aise et quand on veut, l'index s'arrêtant au degré le plus élevé de la température du malade et y restant fixé jusqu'à ce qu'on l'en fasse descendre comme nous venons de l'expliquer

45.   En choquant plusieurs fois de suite la cuvette du thermomètre sur un corps dur, on fait monter la

colonne de mercure dans ce tube capillaire; aussi faut-il éviter de le faire et surveiller le malade pour l'empêcher de tromper ainsi sa garde-malade et son médecin.

46. Lorsque l'on construit les thermomètres, on les vérifie tous avant de les mettre en circulation, et on rejette ceux qui ont de légères erreurs, en particulier ceux dont l'inexactitude consiste à marquer la température au-dessous de la vérité.

47. Mais il est impossible de livrer au public des thermomètres absolument exacts; tous présentent

48. de légères erreurs; en général, ils indiquent quelques degrés au-dessus de la température réelle, car il y a moins d'inconvénients à avoir un thermomètre

49. marquant trop haut que marquant trop bas Ces différences dans les thermomètres engageront l'infirmière scrupuleuse à se servir toujours du même thermomètre, parce qu'elle obtiendra ainsi une courbe relativement exacte, uniforme, un peu trop haute peut-être dans l'ensemble, mais dont l'erreur légère sera la même du commencement jusqu'à la fin, ce qui ne serait pas si l'on prenait tantôt un instrument tantôt un autre.

50. Il ne faut jamais oublier de laver le thermomètre avec une solution de sublimé ou d'acide phénique chaque fois que l'on s'en est servi afin d'éviter la transmission des maladies infectieuses, car, après

avoir employé le thermomètre dans un cas d'affection contagieuse on pourrait fort bien communiquer les germes de cette maladie au premier malade auquel on appliquerait le thermomètre s'il n'était pas désinfecté.

51. Comme les thermomètres sont des instruments très délicats; lorsque l'on a fini de s'en servir, on les remet dans leur étui après les avoir entourés de ouate salicylée, phéniquée, boriquée, etc. pour les empêcher de ballotter.

On aura soin de les manier toujours avec précaution.

52. On prend généralement la température le matin
53. entre 7 heures et 9 heures, et le soir entre 5 et 7 heures; on doit aussi la mesurer chaque fois que quelque chose d'anormal se présente chez le malade, comme bouffées de chaleur à la tête, frissons, nausées, vertiges, etc.

54. La température normale de l'aisselle est de 36°8 à 37°5 chez l'adulte.

55. Dans le rectum et dans le vagin, elle arrive en général à 37°5

56. La température du nouveau-né est de 38°. Celle
57. de l'enfant diffère peu de celle de l'adulte et celle
58. du vieillard est ordinairement un peu au-dessous de celle de l'adulte.

59. Chez quelques personnes à l'état normal, la tem-

pérature du matin peut offrir une différence sensible avec celle du soir, mais c'est l'exception.

60. La règle au contraire est que toutes les fois que la température s'écarte d'un degré au-dessous ou au-dessus de la température normale, il y a état pathologique.

61. A 38° il y a fièvre légère; plus la température est élevée, plus la fièvre est intense.

62. Les températures élevées sont appelées *hyper-*
63. *thermales* et les températures basses *hypotherma-*
64. *les.* Lorsque la température s'abaisse, il y a *rémis-*
65. *sion;* si au contraire elle s'élève, il y a *exacerbation.*

66. Le degré le moins élevé constitue la température
67. *minima* et le degré le plus élevé la température *maxima.*

68. *L'apyrexie* est l'absence de fièvre.

69. Une température trop élevée, surtout si elle se maintient, est incompatible avec la vie.

70-71. Elle dépasse rarement 41° mais si elle descend au-dessous de 36° ou monte au-dessus de 42° la garde-malade devra contrôler avec un autre thermomètre si c'est bien réellement la température de son malade, et si la seconde expérience confirme la première, elle en avertira immédiatement le médecin.

## Pulsations

**72.** Lorsque le doigt palpe une artère reposant sur un plan osseux et résistant, il éprouve un choc, une sensation de soulèvement brusque que l'on nomme *pouls.*

**73.** Le pouls est donc le battement d'une artère.

**74.** On tâte le pouls pour se rendre compte de la circulation artérielle et de l'impulsion donnée au sang par le cœur.

**75.** On choisit de préférence, pour tâter le pouls, l'artère radiale, qui repose sur le radius à la partie

**76.** inférieure et externe de l'avant-bras; mais on le compte aussi facilement sur les artères temporales, en avant et un peu au-dessous de l'oreille, à l'artère faciale, sur le bord de la mâchoire inférieure, vers sa partie moyenne, et entre la quatrième et la cinquième côte.

**77.** Pour examiner le pouls, on met un ou deux doigts (d'habitude le médius et l'index) sur l'artère radiale, et l'on appuie légèrement, tandis qu'avec le pouce on exerce une légère pression sur la partie opposée du poignet, ce qui rend les battements de l'artère plus sensibles.

Au bout d'un moment, lorsque l'on a laissé passer les 30 ou 40 premières pulsations, on commence à compter.

78.    Si le sang est pauvre et si les contractions sont
faibles, en appuyant fortement sur l'artère on arrêterait la circulation et le pouls ne serait plus sensible. Il faut donc poser légèrement les doigts sur
le point que l'on explore.

79.    On emploie de préférence pour tâter le pouls la
main opposée à celle du malade ; ainsi on tâtera le
pouls à la main droite du malade avec la main
gauche, et *vice versa*.

80.    On remarque dans le pouls la fréquence, le
rythme et les différentes qualités.

81.    Le nombre des soulèvements constatés pendant
une minute indique le plus ou moins de fréquence
du pouls.

82.    A l'état de santé, la fréquence varie suivant l'âge
et le sexe.

83.    Le nombre de pulsations est en moyenne de 60 à
84-85.  65 chez le vieillard, de 72 chez l'adulte, de 88 à 94
86.    chez l'enfant de sept ans, de 90 à 100 chez l'enfant
87-88  de cinq ans, de 120 chez le nouveau-né ; en général
le pouls est plus rapide chez la femme que chez
l'homme.

89.    Les mouvements, une température extérieure
élevée, les boissons excitantes, la digestion, la
fièvre, les émotions, augmentent le nombre des
pulsations.

90.    La présence seule du médecin l'accélère chez le

malade, par l'émotion qu'elle lui occasionne ; c'est ce qu'on appelle le *pouls du médecin*.

91. La fièvre accélère le pouls ; sous son influence, il peut battre 100, 120, 150, 160 fois par minute ; en général, plus la fièvre est forte, plus le pouls est rapide.

92. Le pouls se ralentit quelquefois. On l'a vu ne battre que trente fois par minute dans certains cas, mais le plus souvent il s'accélère au lieu de se ralentir.

93. Pour compter les pulsations on peut se servir d'une montre ordinaire à défaut de montre à secondes, qui donnera toujours des renseignements plus exacts.

94. Avec la montre ordinaire, il faut compter les pulsations pendant une ou deux minutes, tandis qu'avec la montre à secondes il suffit de les compter pendant un tiers, un quart ou un sixième de minute, en ayant soin de multiplier par 3, par 4, ou par 6 le nombre ainsi obtenu.

95. On se sert aussi quelquefois d'un petit sablier dont la poudre met un tiers ou un quart de minute à tomber d'un entonnoir dans l'autre. Comme pour la montre à secondes, il faut multiplier par 3 ou par 4 le chiffre des pulsations ainsi obtenu pour connaître le nombre des pulsations qui se produisent en une minute.

96.     On nomme rythme du pouls la manière dont les pulsations se succèdent.

97.     A l'état normal, il est *régulier*, c'est-à-dire que, entre chaque pulsation, il y a le même intervalle.

98.     Si ces pulsations se succèdent sans ordre, étant tantôt très rapprochées, tantôt plus éloignées, s'accélérant pour se ralentir tour à tour, on dit que le pouls est *irrégulier*.

99.     Si après un certain nombre de pulsations régulières une pulsation vient à manquer, le pouls est *intermittent*.

100.    Cette intermittence peut ne se produire que toutes les deux ou trois minutes.

101.    Si la pulsation ne manque pas complètement mais est à peine appréciable à cause de sa faiblesse, elle prend le nom de *faux pas du cœur*.

102.    Si cela se produit à chaque deux pulsations, on dit que le pouls est *bigéminé*.

103.    Il est *paradoxal* lorsque à chaque inspiration il est plus faible ou manque complètement.

104.    Lorsque la pression sur l'artère arrête difficilement la circulation on dit que le pouls est *dur*.

105.    Dans le cas contraire il est *mou*.

106.    Il est *égal* si les pulsations ont toutes le même

107-108. degré de force, *inégal* dans le cas contraire; *vide*, si la quantité de sang contenue dans l'artère est

109.    faible, *plein* si elle est considérable et si l'artère paraît insuffisante pour le contenir.

110. Les indications du pouls et celles du thermomètre, n'ayant pas la même signification, se complètent au lieu de s'exclure, et si l'on attachait autrefois trop d'importance à l'étude du pouls on la néglige peut-être un peu trop aujourd'hui, car elle peut fournir des renseignements utiles.

111. Dans les fièvres, les syncopes, les crises nerveuses, les attaques, etc. il est bon de le consulter.

112. Pendant les opérations chirurgicales où l'on emploie le chloroforme, un aide est toujours exclusivement chargé de surveiller l'état du pouls du sujet tant que dure l'anesthésie, et jusqu'au réveil de l'opéré.

Cet aide pouvant être parfois la garde-malade, celle-ci doit savoir tâter le pouls et l'interpréter; elle peut éviter ainsi des accidents et même la mort, en avertissant l'opérateur dès qu'elle sent faiblir le pouls de l'opéré.

### Respirations.

113. Dans quelques maladies et principalement dans celles des voies respiratoires, il est bon de compter le nombre des respirations.

114-115. La respiration se compose de deux temps : l'*ins-*
116. *piration* par laquelle l'air pénètre dans les poumons et l'*expiration* par laquelle il en est rejeté.

117.     Pour s'en rendre compte, on découvre légèrement la malade, ou l'on pose la main sur sa poitrine, et il est facile de percevoir les mouvements d'élévation et d'abaissement produits par la respiration.

118.     Chez la femme, c'est un peu au-dessous de la clavicule ou sur les côtes qu'on la compte le plus facilement, car, chez elle, la respiration est *thoracique*, ou *costale supérieure*.

119.     Chez l'homme, c'est sur l'abdomen qu'on la remarque le plus aisément ; la respiration est chez lui *abdominale, diaphragmatique* ou *costale inférieure* se faisant plus spécialement par le diaphragme.

120.     Si parfois la respiration éprouve chez l'homme une gêne considérable, elle devient costale supérieure et le docteur doit en être de suite informé.

121.     La respiration se compte comme le pouls, pendant une minute.

122.
123-124.     Le nombre normal est de 16 à 18 par minute pour l'adulte, de 20 entre quinze et dix-huit ans, de 25 à huit ans.

125.     Au-dessous de cet âge, la respiration est plus rapide encore, et chez les tous petits enfants elle atteint le nombre de 35 à 40.

126.     Dans certaines maladies la respiration s'accélère, dans d'autres elle diminue de rapidité. On peut compter parfois 25, 30, 35, 40 respirations par

minute, tandis que dans d'autres il ne s'en produit que 12 et quelquefois que 10.

127. Quand le larynx se trouve rétréci, on peut remarquer à chaque inspiration une dépression du creux épigastrique occasionnée par le vide qui se fait à ce moment dans le thorax.

128. A l'état normal, ce vide est à peine sensible, parce que l'air inspiré vient immédiatement équilibrer la pression; mais quand une cause pathologique vient retarder, gêner l'entrée de l'air dans les poumons, le diaphragme remonte et l'épigastre se déprime. On appelle cela le *tirage sous-sternal*.

129. Si la dépression est sensible au thorax et au cou, c'est le *tirage sus-sternal*.

130. Chez les jeunes enfants, il se produit aussi en même temps à chaque respiration une agitation des narines; elles se dilatent fortement pendant l'inspiration et se resserrent d'une manière très visible à chaque expiration, elles paraissent alors en quelque sorte, collées l'une à l'autre. La garde doit faire toutes ces observations et les signaler au médecin dont elle facilitera ainsi beaucoup le diagnostic.

## Feuilles de température.

131. Les indications fournies par la température, le pouls et la respiration doivent être consignées par

l'infirmière sur des feuilles préparées pour les recevoir.

132. Ces feuilles sont quadrillées, divisées en colonnes verticales et rayées de colonnes horizontales. Les colonnes verticales représentent les jours où on a observé le malade ; elles sont divisées en deux cases : une pour consigner les observations du matin, l'autre pour celles du soir.

Les trois colonnes placées à gauche de la feuille servent : la première pour la température, la seconde pour les pulsations, la troisième pour les respirations.

Sur les lignes horizontales sont écrites dans ces colonnes les chiffres correspondants à ceux que l'on peut observer sur le malade.

Pour la colonne de température, ils commencent à 33° et se terminent à 43°. Ils se divisent en dixièmes de degré.

Pour les pulsations, ils commencent à 50 et finissent à 150.

Pour les respirations, le chiffre le plus bas est 10 et le plus élevé 60.

133. Chaque matin et chaque soir on marque sur les lignes correspondantes les chiffres observés chez le malade et on les relie par des lignes droites du matin au soir et du soir au lendemain matin.

En employant des crayons de couleurs différentes, par exemple : rouge pour la température, bleu pour les pulsations, noir pour les respirations, on obtient des tracés qui donnent au premier coup d'œil une idée très nette de la marche de la maladie.

134.    Ce tracé porte le nom de *courbe de température*.

135.    Ces feuilles sont très utiles au médecin en mettant sous ses yeux la marche de la maladie, et en lui fournissant des indicationss précieuses pour le diagnostic.

136.    Rarement on observe la température, le pouls et la respiration le premier jour de la maladie, on ne sait même pas toujours à quel moment précis la maladie a commencé; aussi laisse-t-on ordinairement en blanc les deux premières colonnes de la feuille.

## Révulsion et Dérivation.

137.    A l'état normal, le sang est distribué proportionnellement à chaque organe; mais la maladie vient
138.    rompre cet équilibre. Par elle, il arrive souvent que tel ou tel organe en reçoit beaucoup plus, au détriment des autres.

139.    Il y a alors une inflammation, une congestion de cet organe appelée *hyperhémie*, nom qui vient de
140.    deux mots grecs, *hyper*, qui signifie au-dessus et *haima* sang.

141.    On emploie, pour y remédier, des *révulsifs* et des

*dérivatifs* qui attirent le sang ailleurs, décongestionnant ainsi la partie malade.

142. Si l'on agit près de l'organe atteint, le moyen
143. employé porte le nom de *dérivatif*, car il change le cours de la maladie; si au contraire on emploie ces moyens sur les points éloignés des parties malades, ce sont des *révulsifs*.

Ainsi, si pour une inflammation du larynx on pose des sinapismes ou des éponges imbibées d'eau très chaude sur la partie antérieure du cou, on fait de la dérivation; si on met les sinapismes aux cuisses et aux mollets ou si on prend un bain de pieds on fait de la révulsion.

144. Les révulsifs et les dérivatifs agissent surtout sur la peau et vont de la friction jusqu'à la saignée.

145-146. Les principaux moyens employés sont : les rubéfiants, les vésicants, les ventouses, les saignées, les sangsues, les diurétiques, les purgatifs, etc.

## Rubéfaction.

147. La *rubéfaction* consiste à amener par l'emploi de certains moyens appelés *rubéfiants* une congestion passagère de la peau, qui devient ainsi plus rouge qu'elle ne l'est ordinairement, et à obtenir un certain gonflement accompagné de douleur légère.

148. Les symptômes qu'elle amène disparaissent assez

140. rapidement lorsque la cause qui les a provoqués cesse d'agir; toutefois, si les rubéfiants étaient employés trop longtemps et trop énergiquement, ils pourraient amener la vésication et même la mortification des tissus.

150. Les principaux rubéfiants sont les frictions et les sinapismes.

### Frictions.

151. On appelle *friction* l'action de frotter une partie ou toute la surface du corps en exerçant une pression plus ou moins forte.

152. Les frictions sont sèches ou humides.

153. On appelle frictions sèches celles que l'on fait soit avec la main, soit avec une brosse, une flanelle, un linge rude ou une sorte de gant dont les doigts sont réunis, sauf le pouce, et dans lequel on met la main.

La partie extérieure de ce gant est pourvue d'une brosse douce, ou composée de tissu de crin très rude.

154. Il faut avoir soin de pratiquer les frictions sèches fortement, mais pas assez cependant pour entamer la peau.

On procède par des mouvements doux d'abord, puis de plus en plus rapides et forts.

155.    Les frictions sèches doivent durer de 15 à 20 minutes.

156.    On les fait de préférence en allant de la périphérie vers la racine du membre, dans le sens de la circulation veineuse.

157.    Lorsque la peau n'est pas parfaitement intacte ou lorsqu'il existe du côté des membres inférieurs des varices volumineuses, il est préférable de s'abstenir de toute friction.

158.    Les frictions sèches se pratiquent surtout sur le tronc et sur les membres, à la suites de chutes et chez les personnes anémiques, pour rappeler la chaleur à la surface de la peau, en rétablir les fonctions, et activer la circulation du sang.

159.    Les frictions humides se font avec des pommades, des huiles, des liniments, des onguents employés directements avec la main, ou appliqués sur de la flanelle.

160.    Elles servent à assouplir la peau, à calmer certaines douleurs et à faire absorber au malade, par le tégument externe, des médicaments qui ne pourraient sans inconvénients pénétrer dans le sang par tout autre voie.

161.    La durée des frictions humides, déterminée par le médecin, est variable comme celle des frictions sèches.

## Sinapismes.

162.    Les sinapismes sont des cataplasmes de farine de moutarde noire *(sinapis nigra)* préparés avec de l'eau froide.

163.    On les applique sur la peau pour y produire de la rubéfaction, et amener ainsi une excitation générale ou une révulsion.

164.    On délaye 250 grammes environ de farine de moutarde avec de l'eau tiède jusqu'à ce qu'on ait obtenu une pâte assez consistante que l'on étend sur un linge dont on replie les bords et les côtés pour empêcher la pâte de se répandre.

On lisse la surface du sinapisme avec une spatule, un couteau ou une cuillère, et on l'applique sur la peau.

165.    On place quelquefois le sinapisme entre deux linges comme un cataplasme, mais on a alors le soin de le préparer plus liquide, pour qu'il humecte le linge.

166.    Avant de préparer un sinapisme, il faut s'assurer que la farine de moutarde qu'on va employer est de bonne qualité.

C'est ce que l'on fait en plaçant un peu de farine sur la langue humectée de salive; si, au bout d'un petit moment, on ne sent pas un picotement énergique, c'est que la farine n'est pas de bonne qualité, ou est avariée.

167. La farine de moutarde sèche n'est pas rubéfiante ; pour qu'elle le devienne, il faut que le contact de l'eau froide ou tiède forme une huile essentielle, l'*essence de moutarde*, qui lui donne ses propriétés irritantes.

168. L'eau chaude et les acides empêchant la formation de cette huile ne doivent jamais être employés.

C'est donc à tort qu'on ajoute aux sinapismes du vinaigre pour en augmenter la force.

169. Le vinaigre étant caustique par lui-même, en s'en servant pour un sinapisme on remplace l'action rubéfiante de la moutarde par une action caustique plus ou moins forte, selon la quantité et la qualité du vinaigre que l'on a ajouté, ce qui n'est pas indifférent.

170. Une fois le sinapisme enlevé, on lave avec de l'eau tiède la partie où il avait été appliqué et on l'essuie légèrement, puis on la recouvre d'ouate ou de flanelle.

171. Si l'inflammation produite par le sinapisme était par trop vive, on saupoudrerait avec de la poudre d'amidon ou l'on appliquerait une compresse imbibée d'huile d'olives, d'amandes douces, de cold-cream, de cérat, etc. On recouvrirait au besoin

172. avec un cataplasme de farine de lin ou de fécule, ou si quelques parcelles de sinapisme étaient restées adhérentes à la peau, il faudrait les enlever en les détrempant au moyen de compresses chaudes ou de cataplasmes, car on ne doit pas les y laisser, et si on les arrachait brusquement, on risquerait d'enlever en même temps l'épiderme, ce qui serait très douloureux.

On évite de placer des sinapismes sur les albuminuriques, les diabétiques et les paralytiques ; dans ces cas, l'état général retentit sur la peau ; elle est parfois alors si peu résistante qu'un simple sinapisme pourrait produire la gangrène.

173. On applique les sinapismes sur tout le corps, excepté à la face ; aux membres supérieurs, on les place aux poignets et sur la face antérieure des bras et des avant-bras ; aux membres inférieurs, aux mollets ou à la face interne des cuisses.

174. Une fois les sinapismes appliqués, on les maintient à l'aide d'un mouchoir, d'une cravate nouée ou d'un bandage de corps, suivant qu'il s'agit d'un membre ou du tronc.

175. On doit surveiller l'effet produit par les sinapismes, en se rappelant que la rougeur ne se montre parfois qu'après l'enlèvement du sinapisme.

Appliqués trop longtemps, ils pourraient amener une véritable vésication, et jusqu'à des phlegmons,

des escharres, la mortification des tissus, la gangrène, en un mot, et occasionner du délire, des
convulsions, etc.

176.  Chez les enfants, 4 à 5 minutes d'application
suffisent.

177.  Certaines personnes supportant très mal les sinapismes, on ne doit pas les enlever aux premières
plaintes du malade; on les maintient jusqu'à ce
qu'ils ressentent une cuisson intolérable, jamais
cependant plus d'un quart d'heure.

178.  Chez les individus n'ayant pas leur connaissance
et chez les alcooliques, qui sont le plus souvent
insensibles, on ne prolongera jamais leur application au-delà d'un quart d'heure, quand même ils
n'accuseraient aucune douleur; il faut encore moins
oublier de les enlever, ce qui est arrivé malheureu-
sement quelquefois et a produit les plus graves
accidents.

179.  On appelle sinapisme instantané, papier moutarde, ou sinapisme Rigollot, du nom de celui qui
les a vulgarisés, de petits rectangles de papier épais,
recouverts d'un côté par une couche de farine de
moutarde.

180.  Ces sinapismes sont ainsi tout préparés d'avance
et on peut les employer immédiatement en les
faisant tremper quelques instants soit dans l'eau
froide, soit dans de l'eau tiède. On les applique
ensuite comme les autres sinapismes.

181. Ces sinapismes sont très commodes à employer, plus propres, plus vite prêts que les autres, ils sont aussi beaucoup plus actifs.

182. La farine de moutarde, avant d'être appliquée sur le papier Rigollot, est débarrassée par des moyens spéciaux de l'huile grasse qu'elle renferme dans la proportion du tiers de son poids environ.

Le sinapisme se conserve ainsi beaucoup plus longtemps, n'étant pas exposé à rancir.

Cette huile possède en outre la propriété de retarder la formation de l'essence de moutarde et de la dissoudre en partie, ce qui ralentit et diminue l'action des sinapismes faits avec la moutarde ordinaire. En l'enlevant des sinapismes instantanés on rend donc ceux-ci plus actifs et on leur permet

183. d'agir plus rapidement; aussi, pour eux, dix minutes d'application paraissent-elles suffisantes d'ordinaire au lieu d'un quart d'heure.

184. S'il était nécessaire d'obtenir une irritation très vive, au lieu de sinapismes on appliquerait sur le point indiqué un morceau de flanelle ou de papier brouillard imbibé de teinture de moutarde.

185. La solution de moutarde de Fleury est un liquide excessivement actif, dont il faut beaucoup surveiller l'application.

186. Si au contraire on veut obtenir une irritation légère ou s'il s'agit de très jeunes enfants ou de

personnes à peau très délicate, au lieu de sinapismes on emploiera un cataplasme de farine de lin
saupoudré de farine de moutarde, ou bien un
**187.** cataplasme fait avec un quart, un tiers, moitié, trois-
quarts de farine de moutarde, et le reste de farine
de lin.

On le laissera appliqué un peu plus longtemps
qu'un sinapisme ordinaire.

On appelle ces sortes de cataplasmes *sinapismes
mitigés* ou *cataplasmes sinapisés*.

**188.** Les sinapismes servent de révulsifs et de dériva-
**189.** tifs pour déplacer un point douloureux, dans les cas
de défaillance ou de perte de connaissance. Ils sont
indiqués dans la dyspepsie, les douleurs rhumatismales, les congestions pulmonaires et cérébrales,
l'irritation à la gorge, et, dans ces derniers cas,
appliqués sur les membres inférieurs, ils agissent
comme révulsifs.

**190.** Si, en cas de douleur localisée, on les place sur le
point même, ils servent de dérivatifs.

**191.** En tous cas, les sinapismes sont toujours des
topiques stimulants.

**192.** Lorsqu'on les emploie pour produire une excitation générale, on fait ce qu'on appelle *promener
les sinapismes*, c'est-à-dire qu'on les applique
alternativement sur tout le corps, excepté à la
face. On les place d'abord sur la partie interne

supérieure de la cuisse, puis sur la partie moyenne et enfin aux mollets pour revenir ensuite aux cuisses, si cela est nécessaire. On les laisse en place 10 à 15 minutes environ sur chacun de ces points.

## Autres rubéfiants.

**193.** On peut aussi se servir comme rubéfiant de l'ail écrasé, de la poix de Bourgogne ou d'une pommade composée d'axonge et d'émétique.

**194.** On a recours aussi au vinaigre, si l'on n'a pas de farine de moutarde, mais on ne le mélangera jamais avec elle, puisqu'il en diminue considérablement l'action.

On a beaucoup abusé du vinaigre, à cause sans doute de son fréquent emploi dans les bains de pieds.

**195.** Les bains de pieds sont des révulsifs et des rubéfiants. On les prépare avec de l'eau dont on élève graduellement la température et qu'on additionne de potasse, de soude, d'ammoniaque, de cendres de bois, de vinaigre, etc.

**196.** Leur durée est de 5 à 15 minutes.

**197.** Les bains de pieds sinapisés s'obtiennent en ajoutant 150 grammes environ de farine de moutarde par litre d'eau. Dans ce cas, la température du bain de pieds ne dépassera pas 40 degrés, et on

2

entourera les jambes du malade avec une couverture pour éviter qu'il ne respire les vapeurs irritantes qui se dégagent toujours du bain de pieds sinapisé. On n'ajoute la farine de moutarde à l'eau que quand le malade a déjà mis les pieds dans le bain.

198.     Les bains de pieds s'appellent des *pédiluves*.

Dans certains cas, le médecin pourra prescrire des bains sinapisés.

199.     On les prépare en délayant un kilog. de farine de moutarde dans l'eau du bain dont la température ne doit pas dépasser 30 degrés. On couvrira la baignoire en ne laissant que la tête du patient à l'air libre, évitant ainsi qu'il ne reçoive les vapeurs sinapisées dans les voies respiratoires.

200.     Lorsque l'on veut obtenir une révulsion prolongée on emploie des badigeonnages de teinture d'iode. La teinture d'iode à haute dose, concentrée, pénètre dans les tissus si on en prolonge l'application pendant un certain temps ; elle agit sur les aponévroses, les os et même sur la moelle osseuse aussi, dans les maladies des os, des articulations ou des viscères, en retire-t-on parfois d'excellents effets.

201.     On en passe plusieurs couches successives sur la peau avec un pinceau ou un tampon d'ouate hydrophile. On recouvre ensuite avec une couche d'ouate ou une compresse en plusieurs doubles pour éviter de tacher les vêtements.

202. On renouvelle cette petite opération matin et soir jusqu'à ce que l'épiderme se fendille et se détache par plaques, comme après un vésicatoire.

203. On interrompt alors ces badigeonnages, car on obtiendrait, en continuant, de la vésication et de

204. véritables plaies. On peut recommencer ces applications lorsque le nouvel épiderme est assez fort pour les supporter.

205. La première fois que l'on passe la teinture d'iode sur la peau, on ne sent rien; la seconde fois, elle pique; la troisième fois, elle brûle; la quatrième produit de la vésication.

206. Mais cela ne se passe pas toujours ainsi; chez certains individus, la phlyctène se montre dès la première application; chez d'autres, à la sixième, à la dixième et quelquefois à la quinzième seulement, cela dépend du plus ou moins de sensibilité de la peau.

207. Cela peut provenir aussi de la teinture d'iode elle-même. Tantôt elle est faible, tantôt elle est plus ou moins concentrée. Celle du codex est énergique. Elle se compose d'une solution d'iode métallique dans de l'alcool. Si elle est vieille et qu'elle ait été mal bouchée, il s'y est formé par la décomposition de l'alcool de l'acide iodhydrique qui agit plus énergiquement encore que l'iode métallique.

208. Le coton iodé s'emploie en couches appliquées

sur la peau et maintenues au moyen de serviettes ou de gutta-percha laminé suivant l'effet que l'on veut obtenir.

209. Si on emploie la serviette, lorsqu'au bout d'une journée ou d'une nuit par exemple, on ôte le pansement, on constate que la ouate est décolorée et la peau comme tannée par l'iode; tout l'effet s'est produit pendant les premières heures de l'application. La peau se fendille et s'exfolie les jours suivants.

210. Si l'on recouvre le coton iodé avec un tissu imperméable, on obtient la vésication en une nuit,

211. ce qui est fâcheux. L'application de l'iode ne doit être conseillée que lorsque l'on veut rester en-deçà de la vésication ; si l'on veut obtenir la vésication, il vaut mieux l'amener par un vésicatoire, c'est tout aussi salutaire et moins douloureux.

## Urtication.

212. L'urtication vraie ou proprement dite est em-
213. ployée très rarement aujourd'hui, mais on en usait autrefois pour déterminer une irritation de la peau propre à favoriser l'éruption des fièvres éruptives.

214. On l'obtenait en flagellant la peau avec des orties fraîches. On prenait avec la main protégée d'un gant épais une poignée d'orties fraîches dont

on frappait le point désigné par le médecin jusqu'à ce qu'on eût obtenu une excitation locale manifestée par une cuisson brûlante et la formation de petites ampoules proéminentes.

215. L'urtication artificielle la remplace quelquefois aujourd'hui.

216. On la produit en frottant la peau avec de l'huile de croton tiglium ou des pommades spéciales à l'aide de petits tampons de linge ou de bourdonnets d'ouate, ce qui provoque une éruption et une sensation analogues à celles que procure le contact des orties.

217. On obtient aussi de l'urtication à l'aide de la *roue révulsive de Mathieu*, rouleau armé de petites pointes que l'on fait courir sur l'épiderme.

218. Le *révulseur de Dreyfus*, petit instrument muni de fines aiguilles mues par un axe commun, semblable comme mécanisme au scarificateur de Charrière, produit sur la peau de petites piqûres qu'on enduit d'huile irritante sinapisée de façon à déterminer une éruption vésiculeuse presque instantanée, utile dans certains cas de douleurs rhumatismales.

219. Les chenilles processionnaires, que l'on rencontre surtout sous les chênes au printemps, produisent une véritable urtication. Toutes les parties de l'épiderme qu'elles ont touchées se couvrent d'une éruption assez douloureuse.

220.  Pour combattre cette irritation de la peau, on peut employer des lavages à l'eau tiède boriquée, des applications de poudre d'amidon ou même de cataplasmes de fécule.

221.  Les emplâtres de thapsia produisent une irritation très violente. Ils sont faits d'une pâte composée étendue sur des bandes de toile colorée pour les distinguer des sparadraps agglutinatifs. Ils sont plus minces et plus adhésifs.

222.  On les applique sur la peau préalablement lavée, bien desséchée et rasée si elle était couverte de poils. On les pose le soir de préférence, afin que le malade puisse reposer, car l'éruption ne se manifeste en général que 12 heures après l'application.

223.  La démangeaison qu'elle occasionne est violente et l'éruption intense qu'elle provoque se manifeste non seulement sous l'emplâtre, mais tout autour et souvent assez loin du lieu d'application, car la substance irritante du thapsia est volatile et s'étend.

224.  On maintient l'emplâtre sur la peau le temps fixé par le médecin quand le malade peut le supporter; mais souvent la démangeaison devient intolérable, et il faut l'enlever avant l'heure prescrite.

225.  Comme il reste souvent sur la peau des parcelles résineuses qui se détachent de l'emplâtre, adhèrent à la peau et entretiennent la démangeai-

son, on frottera la peau avec un linge rude imbibé d'huile d'olives ou d'amandes douces pour les enlever ; on saupoudrera ensuite avec de l'amidon pulvérisé.

226. Lorsqu'il se produit de la sérosité, on applique un linge fin enduit de vaseline boriquée.

227. L'infirmière, après avoir touché l'huile de croton tiglium ou l'emplâtre de thapsia fera bien de brosser soigneusement ses mains et ses ongles, car si elle portait ses mains à son visage et surtout à ses yeux avant de les avoir soigneusement net- toyées, elle verrait s'y produire une inflammation très douloureuse.

## Vésication.

228. La vésication est une irritation de la peau plus intense que la rubéfaction et par laquelle une sérosité plus ou moins abondante s'accumule entre le derme et l'épiderme qu'elle soulève, formant ainsi des ampoules appelées *phlyctènes*.

229. Les rubéfiants pourraient produire la vésication,
230. mais on ne les emploie jamais dans ce but, parce qu'ils amèneraient ainsi la mortification des tissus.

231. On donne le nom de *vésicatoire*, soit à l'appareil vésicant, soit à la vésication résultant de l'appli- cation du vésicatoire.

232.   La vésication peut être produite par des plantes renonculacées ou euphorbiacées, par l'ammoniaque, par l'eau chaude et par les cantharides.

233.   L'ammoniaque pure a une action très rapide.

234.   On en verse dix à quinze gouttes dans un verre de montre ou un petit godet, que l'on renverse vivement sur la peau en exerçant une pression assez forte pour empêcher l'ammoniaque de fuser

235.   en dehors du verre ou du godet. Il suffit d'une à deux minutes, quelquefois même d'une demi-minute, pour obtenir l'effet voulu.

236.   Si l'on n'a pas de verre de montre ou de godet. on prend une rondelle d'amadou, on l'imbibe d'amoniaque concentrée, on la recouvre d'une compresse pliée en trois ou quatre doubles, et on l'applique sur la peau.

237.   Pour éviter l'évaporation, on a le soin de fixer le tout à l'aide d'un petit carré de diachylon.

238.   Si l'on veut obtenir un effet moins violent, on emploie l'ammoniaque mélangée avec partie égale d'huile d'amandes douces, ou la *pommade de Gondret*, composée d'axonge et d'ammoniaque.

239.   Pour éviter que l'ammoniaque ou la pommade de Gondret ne fuse et que la vésication ne s'étende beaucoup plus qu'on ne le voudrait, on a la précaution de découper dans une compresse de grosse toile ou de diachylon un trou, un jour, de la gran-

deur de la vésication que l'on veut produire, et l'on place l'espèce de lunette formée par la compresse trouée sur le point où l'on veut appliquer l'agent vésicant.

240. L'eau chaude est également employée pour amener une rubéfaction et une révulsion locales.

241. Une compresse ou une éponge mouillée avec de l'eau aussi chaude que possible et renouvelée dès qu'elle se refroidit produit sur les téguments une vésication ou plutôt une brûlure superficielle de la peau, employée contre les maux de gorge, et les accès d'angine striduleuse ou faux-croup.

242. Le *marteau de Mayor* (qui n'est autre chose qu'un marteau ordinaire), plongé pendant un certain temps dans l'eau chaude, et appliqué ensuite au point indiqué, y produit une phlyctène. Il

243. rend de grands services dans les syncopes et dans des submersions, car son effet est très rapide. On l'applique sur la région du cœur où il détermine une impression nerveuse violente, capable de ramener à la vie. Il est bon de placer un linge entre la peau et le marteau, et de ne pas laisser celui-ci appliqué plus de quatre ou cinq secondes.

On peut renouveler l'opération tant que le besoin s'en fait sentir.

244. Il en est de même du *cautère nummulaire* (de *nummulus*, en latin petite monnaie). Ce petit ins-

trument, composé d'une tige en fer, surmontée

**245.** d'une rondelle de même métal, s'emploie comme le marteau de Mayor.

**246.** Par ces différents procédés on obtient une vési; cation intense et rapide, mais on ne doit s'en servir que lorsqu'on veut gagner du temps ou qu'on n'a pas de cantharides à sa disposition, les vésicatoires faisant moins souffrir le malade.

**247.** La meilleure vésication est en effet amenée par les cantharides.

**248.** Les cantharides sont des coléoptères d'un beau vert brillant, appelés *melvé vesicatoria*.

**249.** On les recueille la nuit dans les lilas et les troënes, les saules et les frênes. On s'en empare en secouant ces arbustes sur des draps placés au-dessous à cet effet.

**250.** On étouffe ces insectes avec de la vapeur de vinaigre bouillant, précaution sans laquelle ils seraient bientôt dévorés par un parasite et perdraient toutes leurs vertus.

**251.** Le principe actif qu'ils renferment, la *cantha-*
**252.** *ridine,* se trouve dans l'abdomen. On écrase les cantharides pour en faire une pâte que l'on incorpore à de la poix de Bourgogne, de la poix noire ou de la cire jaune.

253.     En voici la formule.:

      Poudre de cantharides. . . . . 120 gr.
      Poix noire. . . . . . . . . . . . 100 gr.
      Poix de Bourgogne. . . . . . . 100 gr.
      Axonge . . . . . . . . . . . . . 50 gr.
      Cire jaune. . . . . . . . . . . . 50 gr.

254.     On étend cette pâte sur un morceau de sparadrap ou de toile cirée, qu'on roule ensuite et qu'on enferme dans un étui. Lorsque l'on veut se servir de cette toile vésicante ou *épispastique*, on n'a qu'à la couper aux dimensions indiquées par le médecin.

255.     On prépare aussi une sorte de pâte vésicante que l'on conserve et qu'on étend sur un morceau de diachylon au moment de s'en servir.

256.     Dans les hôpitaux, lorsque l'on veut faire un vésicatoire, on taille un emplâtre de toile Dieu de quelques centimètres plus grand que la surface destinée à être recouverte par le vésicatoire. (Pour un vésicatoire de 10 centimètres carrés, par exemple, on prendra 15 centimètres carrés de sparadrap) ; puis on découpe dans une feuille de papier un jour de 10 centimètres carrés et on le place sur la toile Dieu. On applique ensuite, sur la toile Dieu laissée à nu par le papier découpé, de la pâte vésicante que l'on étend en une couche pas trop épaisse, bien égale, sans bosselures, en se servant

257.
pour cela du pouce trempé dans l'huile pour que la pâte ne colle pas au doigt.

Il est quelquefois utile de savoir reconnaître la pâte vésicante dans les parcelles que l'on rencontre. On est sûr qu'on a affaire à des débris de cantharides quand ils se présentent sous un aspect tantôt noir, tantôt irisé, suivant la manière dont le jour les frappe.

258.
On lave toujours à l'eau chaude et au savon le point sur lequel on va appliquer un vésicatoire. Puis on le frotte avec un linge rude. S'il est couvert de poils on le rase préalablement.

259.
On place les vésicatoires sur toutes les parties du corps, mais de préférence sur les parties charnues, loin du trajet des nerfs et des vaisseaux. Le médecin indique toujours très exactement le point où il doit être appliqué.

260.
On maintient le vésicatoire en place au moyen de bandelettes de diachylon disposées en croix, ou bien on le recouvre d'un morceau de diachylon dépassant le vésicatoire de 1 à 2 centimètres tout autour, et on l'entaille de place en place. Puis on recouvre le vésicatoire d'une compresse pliée en quatre pour absorber la sérosité qui pourrait s'écouler de la phlyctène, et on place par-dessus une couche d'ouate destinée à adoucir la pression causée par le poids du corps du malade, s'il est

alité, et à atténuer, s'il est levé, les frottements qui sont toujours douloureux. On fixe ensuite le tout au moyen d'un bandage roulé s'il s'agit d'un membre, et d'un bandage de corps, s'il est appliqué sur le tronc.

261. On apportera les plus grands soins à immobiliser le vésicatoire car, s'il pouvait bouger, l'ampoule se formerait partout où il toucherait, et il y aurait une phlyctène beaucoup plus étendue que ne voulait l'obtenir le médecin, ou même plusieurs phlyctènes, ce qui est inutile, sinon nuisible, et en tous cas douloureux.

262. Le vésicatoire faisant souffrir le malade pendant les premières heures qui suivent son application, la garde surveillera le patient pour l'empêcher de se frotter ou d'arracher le vésicatoire.

263. Cette précaution devient indispensable si l'on a affaire à des enfants, à des aliénés ou à des malades dans le délire.

264.
265. La durée de l'application d'un vésicatoire est variable; chez les adultes, elle est de 8 à 12 heures; chez les enfants, qui ont la peau beaucoup plus délicate, 3 à 4 heures suffisent ordinairement, mais il n'y a rien de fixe, et il faut toujours se conformer aux indications du médecin.

266. Pour lever le vésicatoire, on sort avec précaution le bandage, la ouate, la compresse, le

sparadrap, puis le vésicatoire, en prenant les plus grandes précautions pour éviter de déchirer l'épiderme soulevé, ce qui, en mettant à nu les papilles nerveuses du derme, rendrait la plaie très douloureuse au contact de l'air et retarderait considérablement la guérison.

267. Si quelques parcelles de pâte vésicante restaient attachées à la peau, leur présence prolongerait trop la durée de la vésication ; il faut les enlever en frottant légèrement avec un linge imbibé d'huile chaude, et si on n'y réussissait pas ainsi, on appliquerait une compresse imprégnée d'une forte couche de cérat ou de vaseline qu'on enlèverait peu de temps après et à laquelle les cantharides resteraient attachées. On renouvellerait cette petite opération plusieurs fois de suite, s'il était nécessaire.

268. Une fois le vésicatoire enlevé, on perce la cloche dans sa partie la plus déclive pour en faire écouler la sérosité.

269. S'il y a plusieurs ampoules, on les perce toutes l'une après l'autre, on panse ensuite le vésicatoire avec une compresse fenêtrée, enduite d'une bonne couche de cérat ou de vaseline boriquée qu'on chauffe modérément, afin d'éviter au malade la sensation désagréable du froid produite par le contact du linge graissé.

On la recouvre d'une compresse pliée en quatre pour absorber le liquide qui continue à s'écouler de la phlyctène, et on applique un bandage roulé ou un bandage de corps pour maintenir le tout.

270.    Ce pansement doit être renouvelé plusieurs fois par jour; trois fois en été et au moins deux fois en hiver. Si, pour une cause quelconque, on ne pouvait renouveler le pansement du vésicatoire, on placerait sur la compresse fenêtrée une épaisse couche d'ouate.

271.    Peu à peu la sérosité cesse de couler, l'épiderme soulevé se dessèche et tombe du troisième au cinquième jour, laissant à nu le nouvel épiderme mince et luisant, recouvrant le derme devenu insensible, puisqu'il est de nouveau à l'abri du contact de l'air.

272.    Si au moment où on lève le vésicatoire la phlyctène ne s'est pas encore produite, on en favorise la formation au moyen d'un cataplasme de farine de lin chaud et humide.

273.    Si la sérosité était épaisse, présentant l'aspect d'une gelée molle, elle ne pourrait s'écouler de l'ampoule. Cela arrive surtout lorsque l'on a déjà placé un ou plusieurs vésicatoires sur les points environnants.

274.    On liquéfie cette sérosité en appliquant sur la phlyctène un cataplasme de fécule.

**275.** Cette sérosité arrive dans la phlyctène par trans-sudation du sérum du sang contenu dans les capillaires environnants et ne provient point des humeurs accumulées sur ce point, comme on le croit vulgairement. Elle se produit tout aussi bien si on applique le vésicatoire sur une partie saine et sur un sujet robuste que sur un point malade.

**276.** Les vésicatoires amènent parfois une inflammation de la vessie, accompagnée de douleurs dans le bas-ventre et d'envies fréquentes d'uriner avec miction douloureuse et parfois impossible; c'est ce qu'on nomme la *cystite cantharidienne.*

**277.** Pour éviter cet inconvénient, on saupoudre quelquefois le vésicatoire d'une bonne couche de camphre. On y joint aussi une feuille de papier Joseph huilée que l'on place entre la peau et le vésicatoire. Elle évite en partie la cystite cantharidienne et empêche que la pâte vésicante ne se détache de la toile et n'adhère à la peau; mais elle a l'inconvénient de diminuer ou de retarder quelquefois l'effet du vésicatoire.

**278.** On prévient la cystite cantharidienne en faisant boire dans du lait ou un peu d'eau sucrée aromatisée, 2 à 4 grammes de bicarbonate de soude. On l'administre par petites doses dans les quatre premières heures de l'application du vésicatoire.

**279.** Si on avait négligé de prendre cette précaution

et si l'inflammation de la vessie se produisait, on appliquerait sur le bas-ventre un cataplasme de farine de lin après avoir fait des frictions avec de l'huile de camomille camphrée et l'on donnerait à boire au patient de la tisane de queues de cerises ou de stigmates de maïs, de l'eau de Vichy ou du bicarbonate de soude.

280. Il est des cas où les malades ne peuvent supporter les vésicatoires à la cantharide ; on ne doit pas en appliquer sur les personnes atteintes d'hématurie, de diabète, d'albuminurie et de diphtérie.

281. Dans quelques uns de ces cas, on les remplace par l'eau chaude, l'ammoniaque ou le chloroforme.

282. Cette dernière substance produit aussi la vésication, mais il ne faut pas oublier qu'elle fond le caoutchouc, et qu'on ne doit pas par conséquent l'en recouvrir ; comme elle est très volatile, il faut cependant la mettre à l'abri du contact de l'air, pour éviter qu'elle ne s'évapore trop vite, ce qui nuirait à l'effet local qu'on voudrait en obtenir, et amènerait un effet général qui pourrait être fâcheux.

283. Les vésicatoires que l'on fait sécher aussitôt qu'ils ont pris se nomment vésicatoires volants.

284. Chez quelques personnes, ils produisent une tache brune plus ou moins foncée qui persiste pendant un certain temps, mais ils ne laissent jamais

285. de cicatrice. Il n'en est pas de même des vésica-

toires permanents ; leurs cicatrices sont indélébiles.

286. Il se produit quelquefois à la suite des vésicatoires des éruptions de furoncles qui durent indéfiniment, et qui sont très désagréables et très douloureuses.

287. Le vésicatoire permanent est le même que le vésicatoire volant : son pansement seul diffère. Dans le vésicatoire volant on respecte l'épiderme soulevé ; dans le vésicatoire permanent, il faut au contraire l'enlever. Pour cela, on le sectionne avec des ciseaux bien propres, tout autour de la phlyctène, et on l'enlève aussi rapidement et aussi légèrement que possible pour ne pas faire souffrir le malade.

288. On panse d'abord ce vésicatoire comme l'autre, avec du cérat, mais au bout de deux ou trois jours on remplace le cérat par de la pommade épispastique, qui fait suppurer le vésicatoire et par conséquent

289. l'empêche de sécher. Cette pommade épispastique se fait de deux manières : verte, elle est forte ; jaune elle est plus douce.

290. Elle se prépare aux cantharides, au garou, au styrax, au basilicum, à la sabine, etc. (épispastique signifie *attirer*).

291. Les substances épispastiques appliquées sur la peau y déterminent de la douleur, de la chaleur et une rougeur plus ou moins vives.

292.     On varie la pommade selon l'effet que l'on veut obtenir.

293.     Pour éviter que sous son influence les dimensions du vésicatoire ne s'accroissent indéfiniment, il faut avoir le soin d'y poser une compresse enduite de cérat et découpée de telle façon qu'elle laisse la plaie à nu tout en protégeant les parties voisines.

Par-dessus cette compresse on applique le linge enduit de pommade épispastique sur une surface correspondant exactement aux dimensions de la plaie que l'on veut entretenir.

294.     On panse les vésicatoires permanents deux fois par jour en hiver, trois fois en été, à cause de l'odeur qu'ils répandent.

295.     Il faut, à chaque pansement, enlever le pus qui se trouve sur le vésicatoire, en pressant avec un linge fin que l'on tend avec les deux mains.

296.     Le contact de l'air est très douloureux, surtout les premiers jours ; aussi, pour éviter les souffrances aux malades, doit-on les panser le plus rapidement possible.

On prépare à l'avance tout ce qui peut être nécessaire pour l'avoir sous la main au moment du pansement et ne pas faire attendre le malade.

297.     Un vésicatoire doit toujours être surveillé par la garde malade, car il peut y survenir des com-

plications telles que des hémorragies, des végétations, des excroissances, des fongosités, de fausses membranes, etc., le médecin en sera immédiatement averti.

298. Si le malade était surexcité, il suffirait de changer la pommade pour le calmer.

299. Lorsque l'on veut faire sécher un vésicatoire permanent, on n'a qu'à cesser l'emploi de la pommade épispastique et à reprendre celui du cérat, comme il a été dit pour le vésicatoire volant.

300. On trouve dans les pharmacies, sous le nom de *Mouches de Milan*, des vésicatoires de petite dimension que l'on applique de la même manière que les vésicatoires ordinaires, qu'on laisse en général plus longtemps en place, et que l'on panse de la même façon.

301. Par la méthode endermique, on emploie souvent les vésicatoires pour détacher l'épiderme et faire absorber par le derme mis à nu certains médicaments.

302. Dans ce cas, il n'est pas besoin de laisser le vésicatoire longtemps en place, on le lève dès que l'épiderme est soulevé.

On détache cet épiderme sur un point seulement, et on le saisit avec une pince ou un linge bien propre, puis on en coupe une parcelle d'un centimètre environ. S'il s'en écoule de la sérosité, on l'essuie, sans toutefois sécher complètement le derme mis à nu et qui doit rester humide, puis on fait tomber la prise de médicament sur la surface dénudée, car c'est en général sous forme de poudre qu'on l'emploie dans ce cas. A chaque pansement, on enlève une nouvelle portion d'épiderme ; on arrive ainsi à se ménager pour plusieurs jours de petites surfaces humides qui absorbent le médicament.

303. Si l'on veut hâter cette absorption, on laisse tomber une goutte d'eau sur la poudre déjà appliquée sur la partie dénudée.

304. D'autres fois, on perce la phlyctène par le haut, on soulève l'épiderme sans l'enlever, on répand la poudre médicamenteuse et on ramène l'épiderme sur la plaie. S'il se dessèche, on panse la plaie comme pour un vésicatoire permanent.

305. Le chlorhydrate de morphine est la substance dont on fait le plus souvent usage par la méthode endermique.

306. La belladone employée ainsi provoque de vives douleurs.

307. Les injections hypodermiques sont généralement préférées aujourd'hui à la méthode endermique.

## Ventouses.

308. La garde-malade est aussi appelée à appliquer des *ventouses*.

On appelle ainsi un petit récipient arrondi, en forme de cloche, généralement en verre, d'un diamètre qui varie de trois à six centimètres, et qu'on applique sur la peau après y avoir fait le vide, dans le but d'attirer le sang à la partie qu'elle recouvre. Ces verres sont connus sous le nom de verres à ventouses.

309. A défaut, on peut employer des verres à Bordeaux ou de petites tasses.

310. On doit préférer un verre cylindrique à un verre dont le fond est rétréci, parce qu'il présente un plus grand volume de vide. Les verres à ventouses sont toujours rétrécis à leur orifice, tandis que leur fond est évasé.

311. Les ventouses sont de deux sortes : les ventouses sèches et les ventouses scarifiées.

312. Les ventouses sèches sont celles que l'on applique sur les tissus qui ne présentent pas de solution de continuité, et sur lesquels on ne doit pas pratiquer ou l'on n'a pratiqué ultérieurement aucune

313. incision. On les appelle ainsi parce qu'elles ne produisent pas d'écoulement de sang.

314.  Pour appliquer une ventouse sèche, on raréfie l'air qui se trouve dans l'intérieur du récipient en verre, car c'est le changement de pression de l'air qui produit l'effet attendu.

315.  Pour obtenir cette raréfaction de l'air, on se sert d'une lampe à alcool, au-dessus de laquelle on chauffe le récipient qui bien vite ne contient plus que de l'air dilaté.

On emploie aussi des mèches ou des étoupes, des parcelles de papier ou de coton cardé imbibées d'alcool et enflammées ; mais il faut éviter de trop chauffer le verre pour ne pas exposer le malade à être brûlé. Un bon moyen est de placer sur la peau une petite bougie de veilleuse : on l'allume, on la recouvre avec la ventouse ; elle s'éteint très vite, mais seulement lorsque l'air raréfié a permis à la ventouse de prendre.

316.  Pour qu'une ventouse puisse tenir, il faut que le point où on veut la poser présente une surface plane, aussi large que l'ouverture du vase ; une saillie osseuse, par exemple, en empêcherait l'application.

Avant de chauffer la cloche on s'assure que les bords de l'ouverture peuvent être mis en contact immédiat avec la peau de tous côtés. Il suffit que l'adhésion ne soit pas possible en un seul point pour que l'air, en pénétrant dans l'intérieur de la cloche, empêche l'opération de réussir.

317. Sur une personne très maigre, il est difficile d'appliquer des ventouses.

318. S'il existe des poils dans la région d'application, il faut la raser pour que la ventouse puisse prendre.

319. Lorsque l'on s'est assuré que le verre s'adapte bien au point où on veut le placer, on fait le vide et on applique la ventouse aussi rapidement que possible en pressant sur elle de telle façon que le verre s'applique bien exactement sur tous les points et ne laisse pas passer d'air. Plus on agit vite, et mieux on réussit.

320. Après quelques secondes, on pourra abandonner la ventouse à elle-même ; la peau se congestionnera alors en formant dans la ventouse une saillie d'un

321. rouge violacé ; elle bombera d'autant plus dans le verre qu'elle sera plus flasque.

322. Au bout de dix à douze minutes, la congestion cessera d'augmenter et on pourra détacher la ventouse en se gardant bien de l'arracher brusquement, ce qui serait très douloureux.

323. Pour cela, d'une main on presse avec les doigts sur la peau qui borde le verre tandis que de l'autre main on fait basculer le verre en sens inverse. L'air pénètre alors dans la cloche en produisant un léger sifflement, et la ventouse se soulève facilement.

Le médecin ordonne habituellement plusieurs

324. ventouses; on les place ainsi l'une après l'autre au point indiqué; par l'emploi des ventouses, on produit une déplétion sanguine très utile dans les contusions, dans la douleur du point de côté, dans la pleurésie et la pneumonie, dans la congestion pulmonaire, etc.

325. Pour obtenir un bon effet, il faut employer un assez grand nombre de ventouses, et les remplacer à mesure qu'elles tombent.

326. Dans les congestions pulmonaires, elles rendent de grands services; on les pose dans le dos, entre les épaules, le long de la colonne vertébrale, sur la poitrine, sur les pectoraux, tout autour des poumons, etc.

327. Les ventouses laissent de véritables ecchymoses qui passent du violet au jaune et au vert, comme celles qui sont consécutives à une contusion ou à une chute. On ne doit pas s'en inquiéter car elles disparaissent d'elles mêmes en peu de jours.

328. On a construit plusieurs instruments pour pratiquer le vide dans les ventouses sans que l'on ait besoin de recourir à la chaleur.

329. Il y a la *ventouse à refoulement de Blatin*, qui est toute en caoutchouc, en forme de cloche, et munie d'un petit anneau métallique destiné à maintenir sa forme sur ses bords qui doivent être en contact avec la peau.

330.    On presse dans la main ce petit instrument pour y faire le vide; on en chasse l'air en rapprochant ses parois, et on applique l'orifice sur le sujet. On lâche alors le ballon de caoutchouc; celui-ci, grâce à son élasticité, reprend sa forme première, faisant ainsi le vide au-dessous de lui, ce qui amène le boursouflement des chairs qu'il recouvre.

Pour enlever ces sortes de ventouses, il suffit d'une nouvelle pression sur ses parois.

331.    Ce système est défectueux en ce qu'il ne permet pas de juger de l'état de congestion des tissus.

332.    Pour obvier à cet inconvénient, on a construit de petits ballons en verre munis à leur partie supérieure d'une tubulure à laquelle le ballon de caoutchouc est adapté; en pressant avec les doigts la poche de caoutchouc, on chasse l'air et la ventouse se détache.

333.    Ces sortes de ventouses ne sont pas très puissantes.

334.    La *ventouse à succion de M. Capron* est de beaucoup préférable.

Elle se compose d'une boule de caoutchouc, pourvue de deux soupapes, l'une aspirante, l'autre refoulante, adaptée à un verre à ventouse muni d'un robinet.

335.    Pour les appliquer, on presse entre les doigts la boule de caoutchouc jusqu'à ce que ses deux parois

se soient accolées l'une à l'autre, et on applique le verre sur la peau ; lâchant alors les doigts, on permet à la boule de reprendre sa forme primitive, ce qu'elle fait grâce à son élasticité, en produisant le vide dans la cloche. En opérant ainsi plusieurs fois de suite, on obtient un effet très puissant.

336. Les *ventouses à pompe de M. Charrière* se composent d'une pompe aspirante destinée à faire le vide et adaptée à un verre à ventouse qui est surmonté d'une tubulure à robinet.

337. On place cette cloche sur la peau, on ouvre le robinet, puis, faisant jouer le piston de la pompe, on obtient le vide dans la cloche et on ferme le robinet.

On adapte la pompe à un autre verre pour poser une seconde ventouse, car une seule pompe suffit pour plusieurs verres, si leurs tubulures sont de mêmes dimensions.

338. Pour enlever la ventouse, on n'a qu'à ouvrir le robinet ; l'air pénètre alors dans le verre, et il s'enlève sans aucune difficulté.

339. La *ventouse de Junod* se compose d'un cylindre en cuivre ou en cristal ayant la forme d'une boîte, et assez grand pour qu'on puisse y placer tout un membre.

Ce cylindre est fermé à l'une de ses extrémités et ouvert à l'autre. Une manchette en caoutchouc très souple entoure son extrémité supérieure, tandis que l'extrémité inférieure s'adapte parfaitement autour du membre, empêchant ainsi l'air de pénétrer dans l'intérieur de l'appareil.

340. On raréfie l'air au moyen d'une pompe aspirante, un manomètre indique le degré de la raréfaction de l'air.

341. Le médecin seul peut employer ce genre de ventouses, car il nécessite de grandes précautions.

Si la raréfaction est trop prompte, ou portée trop loin, il survient une syncope. On y remédie en ouvrant un robinet situé sur les parties latérales, mais il faut encore éviter d'ouvrir ce robinet trop rapidement, sans quoi le brusque retour de l'air provoquerait une nouvelle syncope.

342. Cette ventouse fait éprouver les mêmes sensations que le manque d'air sur les hautes montagnes, ou la pression des couches supérieures dans la cloche à plongeur.

343. Les *ventouses scarifiées* se font comme les ventouses ordinaires, seulement, au moment où on les

344. enlève, on y fait des *scarifications*, c'est-à-dire qu'on incise les parties soulevées par les ventouses à l'aide d'un bistouri, d'une lancette ou d'un simple rasoir ; plus on les fait vite moins le malade souffre. Les entailles doivent être toutes parallèles entre elles.

345. On peut les entrecroiser et former ainsi des losanges, mais il vaut mieux ne pas faire ces losanges, car on sectionne ainsi une trop grande quantité de vaisseaux ; ces scarifications donnent une plaie qui s'enflamme souvent et a des tendances à la mortification des tissus, autrement dit à la gangrène (sans avoir toutefois de suites fâcheuses).

346. La garde-malade fera mieux d'employer le scarificateur, qui fait beaucoup moins souffrir le malade, à la condition toutefois qu'il soit d'une asepsie rigoureuse, ce qui n'est pas facile à obtenir ; si on n'est pas sûr de l'absolue propreté du scarificateur, on emploiera de préférence tout autre instrument tranchant aseptique que l'on peut avoir sous la main.

347. Le scarificateur de M. Charrière est une boîte cubique ou cylindrique en cuivre ou en argent ; sa partie inférieure est percée de douze, seize ou vingt fentes longitudinales et parallèles par lesquelles sortent au moyen d'un ressort que l'on presse autant de pointes de lancettes qui sont disposées dans l'intérieur sur un pivot commun, et qui font autant de scarifications.

348. On applique d'abord une ventouse sèche, puis on tend le ressort de l'instrument, on place sur le point à scarifier la face sur laquelle sont les fentes, en presse le ressort, et les lames font un

mouvement circulaire très rapide pendant lequel elles coupent les chairs presque sans douleur. Cela détermine une saignée locale plus prompte que par les sangsues.

349.   On doit enlever soigneusement le sang des lames après chaque opération et les essuyer avec un linge fin, ou mieux avec une petite balle en moelle de sureau, qui risque moins de gâter le fil des lames.

350.   Si le sang se coagule trop rapidement dans la ventouse et que l'écoulement s'arrête, on lave à l'eau tiède, car, si l'eau froide resserre les petits vaisseaux sanguins et arrête les hémorragies capillaires, et si l'eau chaude à partir de 60° fait coaguler le sang, l'eau tiède dilate les vaisseaux et les dispose à saigner davantage.

351.   Si cela ne suffit pas, on applique une autre ventouse simple pour faire couler le sang plus abondamment.

352.   Lorsque la ventouse en contient une certaine quantité, elle se détache seule, aussi faut-il la surveiller pour la recevoir avec le sang qu'elle renferme, et éviter qu'elle ne se brise et ne salisse les vêtements et les draps du malade et des assistants.

353.   Les blessures guérissent très vite avec un peu de cérat ; si elles étaient trop douloureuses, on pourrait y appliquer un cataplasme laudanisé.

354.   Les ventouses scarifiées laissent des cicatrices

linéaires, blanches, qu'on reconnaît facilement, même très longtemps après leur application.

355. Il existe deux autres espèces de ventouses, mais elles ne sont guère employées ; ce sont les ventouses bdélomètres et les ventouses thérabdelles.

356. La ventouse *bdélomètre* (ainsi nommée de deux mots grecs, *bdella* sangsue et *métron* mesure) est faite par M. Sarlandières.

357. C'est une ventouse scarificateur, remplaçant les sangsues pour les saignées capillaires, et faisant connaître la quantité de sang évacué.

358. La ventouse *thérabdelle* (de *théra* monstre, et
359. *bdella* sangsue) de M. Damoiseau est une sorte de machine pneumatique opérant à volonté la saignée locale et la révulsion par l'intermédiaire de tubes allant de la machine à des ventouses, et au moyen de l'application continue de la force d'un manœuvre à la succion du sang.

360. Dans les plaies envenimées par l'introduction d'un poison ou d'un venin, on fait éliminer le virus par l'emploi d'une forte ventouse. Son application fait saigner la piqûre, et le poison sort avec le sang.

On peut dans le même cas et pour la même raison faire une application de sangsues si on en a à sa portée.

361. Il arrive quelquefois qu'on est piqué par un ani-

mal qui s'enfuit si vite qu'on ne peut le voir, et encore moins l'examiner.

Si c'est un serpent, il est très important cependant de savoir à quelle espèce on a affaire.

Si c'est une couleuvre, en prenant quelques précautions on n'a rien à craindre; mais si c'est une vipère, la prudence commande d'agir le plus vite et le plus énergiquement possible.

362.     L'inspection de la piqûre renseignera d'une manière certaine. Si la morsure a été faite par une vipère, la plaie présente deux petits points rouges assez rapprochés produits par les crochets de la vipère.

Si ces deux petits points n'existent pas, on peut être sûr que la blessure est à peu près inoffensive.

## Sangsues.

363.     Les sangsues produisent l'effet de la ventouse et de la scarification.

364.     La *sangsue* est un annélide hirudiné; son corps, allongé se compose de quatre-vingt-quinze anneaux qui se raccourcissent ou s'allongent à la volonté de l'animal de façon à diminuer ou à augmenter sa longueur.

L'extrémité caudale se termine par une surface aplatie et légèrement creusée en forme de ven-

touse, au moyen de laquelle la sangsue se fixe à
tous les corps.

L'extrémité opposée, qui est la tête, est plus
fine, et c'est toujours elle que la sangsue porte en
avant; elle possède une bouche terminale antérieure qui est bilabiée (c'est-à-dire munie de deux
lèvres), et taillée en bec de flûte ; la lèvre supérieure,
prolongée, forme ventouse. La véritable bouche
est au-dessous; on y trouve la mâchoire cartilagi-
neuse, divisées en trois portions formant un *y* et
découpée sur ses bords d'une série de dentelures
fines et aiguës qui sont les dents.

Ces mâchoires sont doubles et ne comptent pas
moins de soixante-dix dents, ce qui fait en tout
quatre-cent-vingt dents.

365. Il y a trois espèces de sangsues : la *sangsue médicinale*, d'un gris olivâtre, marquée en-dessus de
366. six bandes brunes plus ou moins distinctes ; la *sang-
367. sue officinale* verte, bariolée, et la *sangsue noire
.ou sangsue de cheval* à dos brun et à ventre cen-
dré, tacheté de noir.

368. Cette dernière, que l'on trouve dans les marais,
n'a pas la valeur des autres, mais ne mérite pas
tout le mal qu'on en a dit.

369. Les sangsues vivent dans des marais. On les
pêche en jetant dans les marais qu'elles occupent
de vieux chevaux auxquels elles s'attachent; on

3

370. retire les chevaux, on enlève les sangsues qui se sont mises à les sucer et on les conserve dans de l'eau et de la mousse dans un endroit frais, avec un demi-jour. L'eau de pluie, de rivière ou d'étang est la meilleure à employer. On la change tous les trois ou quatre jours. Dès qu'une sangsue meurt, il faut la retirer du vase qui les contient et en changer l'eau.

371. Lorsque les sangsues ont fini de sucer, on leur fait généralement dégorger le sang qu'elles ont tiré en les mettant dans du sel de cuisine ou de la cendre chaude; c'est un mauvais procédé.

372. D'après Bouchardat, le meilleur moyen est de les laisser six mois au moins dans un réservoir glaisé, puis un mois dans de l'eau; au bout de ce temps, elles ont digéré le sang qu'elles avaient sucé et on

373. peut les employer de nouveau, à moins qu'elles n'aient été appliquées sur une personne atteinte d'une maladie contagieuse; dans ce cas, la sangsue n'est bonne qu'à être jetée.

374. La grosseur des sangsues ne doit pas les faire préférer quand on les choisit; les meilleures sont celles qui ont été péchées depuis une quinzaine de jours, qui sont de moyenne grosseur et très agiles.

375. Les corps gras, le savon, certaines odeurs, empêchent les sangsues de prendre, aussi avant de les appliquer faut-il nettoyer la peau à la place indi-

quée avec de l'eau tiède, légèrement sucrée, ou un peu de vin sucré.

376. Il faudrait raser les parties où elles doivent être appliquées s'il s'y trouvait des cheveux ou des poils.

377. On tient les sangsues quelque temps hors de l'eau (trois-quarts d'heure environ) et on les roule dans une compresse sèche en les frottant un peu pour les exciter à mordre.

378. Si les sangsues sont engourdies ou refusent de prendre, un bon moyen de les exciter consiste à les mettre dans un verre avec quelques gouttes de vinaigre et de les y agiter. Il est bon aussi de frictionner la peau pour qu'elle se congestionne un peu, et au besoin d'y faire quelques érosions avec une épingle de façon à amener la sortie de quelques gouttelettes de sang; les sangsues sont alors affriandées et se décident à prendre.

379. Lorsque les sangsues n'absorbent qu'une quantité de sang qui n'est pas jugée suffisante, on ouvre quelquefois leur dos ou leur ventre d'une fente longitudinale; le sang qu'elles sucent alors s'écoule à mesure, et elles en tirent une plus grande quantité;

380. c'est un mauvais procédé, barbare, difficile à employer, et qui a quelquefois l'inconvénient de faire tomber les sangsues avant qu'elles aient fini de sucer.

381. En général, si on a plusieurs sangsues à appliquer, il vaut mieux les mettre toutes à la fois que

l'une après l'autre, ce procédé étant plus désagréable, plus long et plus douloureux que l'application en masse.

382. Pour les faire prendre toutes ensemble, lorsqu'elles sont bien essuyées, on les met dans un verre qu'on applique sur la peau, et à travers le verre, on les voit piquer les unes après les autres.

383. Elles prennent généralement toutes sur le pourtour du verre et rarement au milieu, ce qui est fâcheux, aussi est-il bon d'employer un verre de petite circonférence, et non un grand verre à bords évasés.

384. Lorsqu'elles adhèrent bien à la peau, on peut
385. enlever le verre, et s'il y en avait quelques-unes qui n'eussent pas voulu prendre, on les enlèverait quelques instants après et on les remplacerait par de nouvelles, à côté, dans un verre plus petit.

386. On emploie quelquefois une compresse à l'aide de laquelle on les maintient sur la peau; mais il est préférable de se servir du verre, parce qu'avec lui on voit toujours ce qui se passe, avantage dont on se prive en employant les compresses.

387. Si les sangsues tombaient après avoir sucé à peine quelques gouttes de sang, il faudrait les remplacer par d'autres.

388. Si l'on n'avait qu'un petit nombre de sangsues à appliquer, il vaudrait mieux les rouler dans un

petit morceau de carton flexible, la tête en dehors, posée sur le point où l'on veut les faire prendre.

389. On confectionne aussi de petits tubes de sparadrap, en forme d'étuis. Dans la partie inférieure, ouverte, on donne deux ou trois coups de ciseaux, d'un demi-centimètre environ pour pouvoir replier le sparadrap et le coller sur la peau.

On enferme les sangsues dans cet étui, la tête tournée du côté ouvert, et on le colle ainsi au point où l'on veut qu'elles prennent. Ce moyen est très bon à employer lorsqu'on veut appliquer exactement les sangsues sur un point limité.

390. À défaut de sparadrap, on peut creuser une pomme de terre ou une pomme et y enfermer les sangsues pour qu'elles ne piquent que le point indiqué.

391. Les sangsues restent en place un temps très variable, puisque quelques-unes on fini de sucer en quelques minutes, tandis que pour d'autres il faut une heure ou deux.

392. On ne doit pas les tracasser pendant qu'elles sont en place, on risquerait de leur faire lâcher prise

393. avant d'avoir obtenu une action suffisante; mais si on veut les enlever avant qu'elles ne tombent d'elles-mêmes, on les saupoudre avec une pincée de tabac à priser, de la cendre de cigare ou du sel de cuisine.

394. On peut aussi leur pincer la queue. Mais il faut

bien se garder de les arracher, car, en agissant ainsi, on pourrait laisser la tête dans la piqûre, ce qui provoquerait certainement une inflammation fâcheuse et bien inutile, suivie de suppuration.

395.     Le sang s'écoule souvent seul et en nappe, après la chute de la sangsue, en quantité à peu près égale à celle que la sangsue a sucé, mais souvent aussi il s'arrête spontanément.

396.     Si on voulait le faire couler à la suite de la chute des sangsues, il faudrait laver les piqûres à l'eau chaude, ou appliquer dessus un cataplasme de farine de lin chaud ou une ventouse simple.

397.     Si au contraire on veut arrêter l'écoulement du sang, on éprouve parfois de grandes difficultés, surtout chez les enfants, les femmes et les personnes affaiblies.

398.     Dans ce cas, on peut placer sur les piqûres des débris de linge brûlé, de la sciure de bois, de la charpie râpée, de la poudre de colophane, etc. Un petit tampon d'ouate ou d'amadou suffit le plus souvent pour arrêter l'écoulement du sang.

S'il persistait, on pourrait serrer la piqûre au moyen d'une pince à forci-pressure, ou de serres fines, ou cautériser la piqûre avec un crayon de nitrate d'argent ou le bout d'une aiguille à tricoter rougi au feu ou à la lampe.

399.     Les hémophiles sont des sujets chez lesquels

l'hérédité et des circonstances particulières ont amené une prédisposition aux hémorragies spontanées; chez eux, il semble même que les lésions superficielles, n'intéressant que les vaisseaux cacapillaires, donnent une plus grande quantité de sang que les plaies profondes. La plus petite coupure, piqûre ou écorchure, amène une hémorragie interminable et difficile à arrêter. Chaque piqûre de sangsue est pour eux la source d'une hémorragie.

100. Les cônes d'amadou superposés, taillé de plus en plus grands et maintenus fortement sur chaque piqûre par l'application des doigts ou d'un bandage approprié à la région, exercent dans ce cas une compression très efficace.

101. Il peut arriver que le sang provenant de la piqûre de la sangsue ne s'écoule pas en dehors, mais s'épanche sous la peau, produisant une ecchymose ou une petite bosse sanguine.

102. On remédie à cela par la compression de la plaie à l'aide de petits cônes d'amadou ou de petits tampons d'éponges ou d'ouate.

103. L'infirmière doit toujours veiller à ne pas appliquer les sangsues sur le trajet d'une artère ou d'une veine superficielle, pour éviter une hémorragie.

104. Chaque sangsue absorbe environ seize grammes

de sang, en sorte qu'il en faut huit ou neuf pour équivaloir à une palette.

405.     Si on appliquait une sangsue près de l'anus ou de toute autre cavité naturelle, il serait bon de tamponner cette cavité, de peur que les sangsues ne s'y introduisent.

406.     Si on les posait dans la bouche, par exemple, afin d'éviter qu'elles ne se déplacent ou ne s'échappent, ou que le malade ne les avale, on pourrait leur placer à l'extrémité caudale un fil dont on fixerait les bouts.

407.     Enfin, si une sangsue entrait par accident dans l'anus, le vagin, etc., on l'en ferait sortir par une

408.     injection d'eau salée, et si le malade l'avalait, on lui donnerait immédiatement un vomitif.

409.     Les piqûres de sangsues se gonflent un peu les
410.     jours suivants, et l'infiltration du sang sous la peau produit autour d'elles une auréole violette ou noire
411     dont il n'y a pas lieu de s'inquiéter. On peut cependant y maintenir un cataplasme tiède ou un linge enduit de cérat ou de vaseline.

Il faut les panser en tous cas antiseptiquement, sans quoi elles s'enflamment et suppurent la plupart du temps sans amener de complication sérieuse. Cela peut cependant être le point de départ
412.     d'un érysipèle, et il vaut toujours mieux éviter toute complication, même la plus légère.

413. La piqûre de la sangsue laisse toujours une cicatrice indélébile en forme d'étoile à trois bran-
ches ou mieux d'un *y*.

413. Les sangsues sont employées dans le but de
dégager un organe congestionné en obtenant une
saignée locale et capillaire dans les cas de congestion pulmonaire, de contusion grave, etc.

## Saignée.

414. La saignée est l'évacuation artificielle d'une certaine quantité de sang.

415. On l'employait beaucoup autrefois dans un but
de révulsion ou de déplétion.

416. Aujourd'hui que l'anémie a remplacé la pléthore,
elle est très rarement pratiquée. On y a recours
cependant dans les cas d'éclampsie et de congestion pulmonaire ou cérébrale.

417. On peut la faire sur toutes les veines superficielles.

418. Les anciens saignaient au pied (à la saphène
interne ou externe), à la main, au cou (à la veine

419. jugulaire externe), au front, à la tempe, etc. ; on
ne saigne plus aujourd'hui qu'au pli du coude, et

420. généralement à la veine *médiane céphalique*, parce
qu'il est facile, en n'enfonçant pas la lancette trop
profondément, d'éviter de blesser le nerf musculo-

cutané, seule partie dont on ait à craindre dans cet endroit la lésion.

421. Si l'on est obligé de pratiquer la saignée sur la médiane basilique, il faut reconnaître exactement ses rapports avec l'artère brachiale et ouvrir la veine au-dessus ou au-dessous, de manière à écarter la formation d'un anévrisme artérioso-veineux.

422. Si l'on n'a pas l'habitude de saigner, il vaut mieux ouvrir la veine du dos de la main ou celle de l'avant-bras qui présenterait le plus de volume, en ayant soin de plonger auparavant le membre dans un bain chaud.

423. Pour pratiquer une saignée du bras, on applique un bandage circulaire à la partie moyenne du bras, qu'on serre modérément pour empêcher le retour du sang au cœur et produire ainsi le gonflement de la veine que l'on veut ouvrir, ce qui facilite l'écoulement du sang. Ce bandage ne doit pas serrer assez pour arrêter les battements du pouls.

424. En plaçant dans la main du patient une bande roulée par exemple, ou une boule quelconque que le malade remue entre ses doigts, on produit des contractions musculaires qui aident à l'écoulement du sang.

On fait alors l'incision qui donne issue au sang.

425. On reçoit celui-ci dans des vases d'étain dont la capacité est déterminée, afin de juger de la quantité de sang évacuée.

426.     Ces vases, nommés *palettes*, contiennent 125 grammes de sang.

427.     On se sert souvent aussi simplement d'une cuvette ou d'une assiette à soupe.

428.     Il faut avoir soin de maintenir bien exactement l'ouverture de la veine au-dessous de celle de la peau, car, si elles n'étaient pas juste au-dessus l'une de l'autre, ou si un peu de tissu lamineux, se présentant à cette ouverture, s'opposait au libre écoulement du sang, il se formerait autour de l'ouverture de la veine une petite tumeur dure, arrondie, violacée, produite par l'épanchement d'un peu de sang dans le tissu lamineux environnant, c'est ce qu'on appelle un *thrombus*.

429.     Des compresses résolutives et une légère compression suffisent ordinairement pour dissiper le thrombus.

430.     Lorsque l'on juge la saignée suffisante, on détache la ligature, on rapproche les lèvres de la plaie, on lave et on applique une compresse triangulaire et un bandage en huit de chiffre.

431.     Lorsqu'un malade a déjà été saigné plusieurs fois, on incise au-dessous des cicatrices.

432.     Pour la saignée du pied, on ouvre le plus souvent la saphène interne au devant de la malléole;

433.     après avoir fait gonfler les vaisseaux au moyen d'un bain de pieds chaud, le médecin met une

ligature à la jambe sur laquelle il veut opérer, fait replonger le pied dans le bain, puis le place sur son genou et ouvre la veine comme pour la saignée du bras.

134. On replace ensuite le pied dans l'eau pour activer l'écoulement du sang. La saignée faite, on essuie le membre et on applique le bandage dit *étrier*.

135. L'infirmière ne laissera pas manger le malade dans les heures qui précéderont la saignée, afin qu'il ne soit pas exposé à des vomissements vers la fin de l'opération.

136. Elle préparera des lancettes et les trempera dans de l'eau phéniquée ; elle se sera procuré une bande d'un mètre cinquante environ, assez résistante et un peu large, qu'elle pliera en deux, et qu'elle placera au-dessus du point où la saignée doit être pratiquée pour arrêter la circulation veineuse.

Une autre bande souple, plus étroite, de deux mètres environ, et une compresse triangulaire, pliée en quatre doubles, lui seront nécessaires pour le pansement définitif ; quelques compresses pour laver la plaie, des cuvettes contenant de l'eau phéniquée froide et chaude, quelques bandes de rechange en cas d'accident ; enfin, une alèze pour recouvrir le malade et préserver le lit pendant l'opération lui seront nécessaires.

437. Après l'opération, la garde-malade surveillera le

438. bandage, et si le sang continuait à couler, elle changerait le pansement avec beaucoup de précautions, en serrant assez fortement les tours de bande du bas, au-dessous de la plaie, et très faiblement au-dessus de la saignée.

439. Si le bandage était trop serré, le malade souffrirait et la main et l'avant-bras seraient un peu gonflés.

440. Il faudrait desserrer alors le bandage, sans enlever la compresse qui couvre la plaie.

441. Le malade est le plus souvent opéré au lit pour éviter la syncope, et reste couché pendant quelques heures après l'opération, pour le même motif.

442. Le bras doit être complètement immobilisé jusqu'à la cicatrisation de la blessure.

443. Rarement la saignée se complique d'accidents. Il peut cependant se produire une ecchymose, une phlébite, ou inflammation de la veine, un érysipèle, une lymphangite ou le thrombus, que nous avons déjà décrit.

En cas de phénomènes particuliers du côté de la plaie, l'infirmière devra prévenir le médecin.

444. La saignée veineuse s'appelle *phlébotomie* et la

445. saignée artérielle *artériotomie*.

## Vaccination.

446.     Depuis longtemps, on avait remarqué en Angle‑
terre que les personnes ayant contracté le cow‑
pox en trayant les vaches, n'étaient jamais

447.     atteintes de petite vérole, lorsque Jenner, mettant
à profit ces observations, eut l'idée de vacciner
pour préserver de la variole.

448.     Le succès confirma pleinement ses expériences,
et, dès l'année 1796, Jenner eut l'honneur de pro‑
pager la vaccine. Elle est absolument vulgarisée
aujourd'hui.

449.     Il se développe souvent sur le pis ou les trayons
des vaches des pustules ombiliquées, constituant
une éruption appelée *cow-pox*.

450.     On la rencontre aussi quelquefois sur les talons
ou les narines des jeunes chevaux, et elle prend
alors le nom de *horse-pox*.

451.     Ces pustules contiennent un liquide qui cons‑
titue le virus vaccin.

452.     C'est ce virus vaccin qu'on inocule aux enfant et
aux adultes pour leur donner la *vaccine*, affection
bénigne qui préserve de la variole, maladie redou‑

453.     table qui défigure ceux qu'elle ne tue pas. Cette
opération s'appelle *vaccination*.

454.     Lorsqu'elle a réussi, on peut prendre le virus

455.
456.
vaccin sur le sujet inoculé, pour le transmettre à d'autres, mais il faut que la personne sur laquelle on prend le vaccin soit exempte de toute maladie, sans cela, on risquerait de les transmettre avec le vaccin à ceux qu'on inoculerait. Il y a donc deux sortes de vaccins : le vaccin animal et le vaccin humain, jennerien ou humanisé.

457.
458.
La *vaccine* est la maladie, la *vaccination* l'opé-ration et le *vaccin* le virus qu'on inocule. Le sujet sur lequel on prend le vaccin s'appelle *vaccinifère*. Tous ces noms viennent du mot latin *vacca*, vache.

459.
Par le vaccin, on peut transmettre certaines maladies. On n'a jamais inoculé ainsi la tubercu-lose, mais on a quelquefois communiqué la syphilis.

460.
Pour éviter les accidents qui pourraient résulter du mauvais choix du vaccinifère, on a générale-ment renoncé, surtout dans les grandes ville, à recueillir le vaccin sur des sujets inoculés, et on n'emploie guère aujourd'hui que le vaccin animal.

461.
Ce vaccin réussit moins bien que le vaccin humain, mais il a le grand avantage de pouvoir être cultivé comme on le veut, et en abondance.

En rasant les flancs d'un veau, on peut y faire jus-qu'à trois cents inoculations, obtenir ainsi trois cents pustules, donnant une grande quantité de vaccin, qui, sûrement, ne communiquera aucun germe mor-bide, car il n'y a pas de maladie cachée de la vache à l'homme : la syphilis est une maladie exclusivement humaine ; la morve, quelquefois cachée chez le cheval, n'atteint jamais la vache ; le charbon n'échappe pas à la vue, et la tuberculose, qui est rare chez le veau, peut être constatée en tuant l'animal. Si on ne se sert que de vaccin conservé, on peut donc être sûr, si on le prend sur le veau, qu'il est absolument pur.

462. On a créé des Instituts vaccinaux dans presque toutes les grandes villes, et on peut toujours s'y

463. procurer du vaccin animal absolument pur. L'Académie de Médecine tient toujours du vaccin conservé à la disposition de tous ceux qui en réclament.

464. Pour conserver le vaccin qui doit servir à d'autres vaccinations, on le recueille dans la pustule même, avant le cinquième jour s'il s'agit du vaccin animal, du septième au huitième jour si c'est du vaccin humain.

465. On le garde soit dans des tubes, soit sur des plaques de verre.

466. Pour recueillir le vaccin dans des tubes, on plonge l'extrémité du tube capillaire dans le bouton vaccinal largement ouvert ; la capillarité y fait monter le vaccin. On présente alors les extrémités du tube à la flamme d'une lampe à alcool, et la chaleur met le verre en fusion, ce qui bouche le tube. On peut aussi fermer les deux bouts avec de la cire à cacheter.

467.    Comme ces tubes sont très fragiles, pour les transporter sans risquer de les casser on les met dans un tuyau de plume rempli de son et scellé avec de la cire.

468.    Lorsqu'on veut employer le vaccin conservé dans le tube, on casse ses extrémités, on applique un de ses bouts sur la pointe d'une lancette et l'on souffle légèrement par l'autre côté du tube pour faire sortir le vaccin.

469.    On ne peut recueillir que deux tubes sur chaque pustule; le liquide qui reste une fois les deux premiers tubes enlevés n'offrirait pas les qualités voulues pour inoculer la vaccine, ce serait de la lymphe non vaccinante au lieu de l'humeur préservatrice.

470.    S'il s'agit de vaccin animal, le vaccin recueilli dans ces tubes n'est efficace que lorsqu'il a été recueilli depuis peu de temps; sans cela, il se coagule très rapidement et forme sur la lancette une petite masse gélatineuse qui glisse sur elle au moment de la piqûre et ne pénètre pas dans la plaie.

471.    Si l'on se sert de plaques, on se procure deux petits carrés de verre d'égales dimensions, on met une des faces de chaque plaque en contact avec la pustule ouverte, puis on la retire, on la laisse sécher quelques minutes et l'on place l'une sur l'autre les deux plaques enduites du liquide vaccinal. On

3*

recouvre le pourtour de cire à cacheter ou d'une mince feuille d'étain pour mettre le vaccin à l'abri du contact de l'air.

472. Le vaccin se conserve ainsi pendant plusieurs années s'il n'est exposé ni à une trop grande chaleur ni à un trop grand froid.

473. Lorsque l'on veut se servir du vaccin desséché ainsi entre deux plaques, on n'a qu'à le délayer avec un peu d'eau tiède.

473 *bis* Les tubes ou les plaques de verre doivent être soigneusement refermés après avoir servi; s'ils restaient ouverts, ils pourraient s'infecter au contact de l'air et lorsqu'on s'en servirait on risquerait de produire des accidents phlegmoneux plus ou moins graves; il serait même plus prudent de jeter impitoyablement toute plaque ou tout tube ayant été ouvert.

474. En recueillant le vaccin, pour être sûr de ne transmettre avec le vaccin aucun germe de maladie, il est très important de ne prendre que la lymphe vaccinante, sans aucun mélange de sang; s'il se trouvait du pus mêlé au vaccin, il serait moins efficace et pourrait amener des accidents inflammatoires.

475. On nomme lymphe vaccinale le liquide clair qui sort de la pustule.

476. Si elle provient d'un animal, elle donne peu de

477. résultats; aussi pour le vaccin animal, préfère-t-on se servir de pulpe vaccinale, qu'on obtient en râclant la pustule. Elle se présente sous forme de débris sanguinolents qui se putréfieraient et perdraient de leur virulence si on ne leur faisait subir aucune préparation, mais on broie la pulpe avec de la glycérine pour en faire une sorte de crême; elle se conserve beaucoup mieux alors et garde sa virulence.

478. En prenant du vaccin sur un enfant, on ne peut jamais lui nuire.

479. Le vaccin se transmet avec efficacité de génération en génération, sans s'affaiblir.

480. Dans les Instituts Vaccinaux, on inocule constamment des génisses pour avoir toujours sous la main du bon vaccin, car, sans cela, on manquerait constamment de vaccin frais, le cow-pox, développé

481. sur le pis des vaches étant assez rare; de temps en temps, la découverte de nouvelles pustules de cow-pox permet de régénérer la source du vaccin.

482. On peut vacciner en toute saison et à tous les

483. âges; il n'y a aucun inconvénient à vacciner un bébé les premiers jours de sa vie; en cas d'épidémie,

484. il sera même prudent de le faire dès sa naissance; mais, en temps ordinaire, on attend de préférence le troisième ou le quatrième mois.

485. L'action préservatrice du vaccin est épuisée

quelquefois au bout de six ou sept ans, aussi est-il nécessaire de se faire revacciner plusieurs fois.

486. C'est une précaution que tout le monde devrait prendre en cas d'épidémie, les gardes-malades surtout, qui sont plus exposées que les autres personnes.

487. Si le vaccin prend, c'est qu'on aurait pu contracter la variole ; s'il ne prend pas, c'est qu'on était encore préservé de la maladie, on en est quitte alors avec une simple piqûre.

488.
489. Dans aucun cas la vaccination ou la revaccination ne peut donner lieu à une petite vérole. Si l'on a vu quelquefois se produire la variole chez un sujet vacciné depuis peu de jours, c'est qu'au moment où on l'a vacciné, il avait déjà contracté la maladie, et se trouvait sans le savoir dans la période d'incubation.

490. On vaccine donc soit avec du vaccin conservé dans des plaques de verre ou dans des tubes, avec du vaccin recueilli sur la génisse elle-même, soit de bras à bras quand on prend du vaccin sur un enfant ou sur un adulte déjà vacciné pour le transmettre

491. à un autre. Dans ce cas, on le prend le septième ou le huitième jour après que le sujet a été vacciné ;

492. mais pour assurer le succès de la vaccination animale, il faut prendre le vaccin avant la fin du cinquième jour après lequel la génisse a été vaccinée.

Toutes les fois que l'inoculation de la génisse date de plus loin, presque toutes les revaccinations et un grand nombre de vaccinations échouent.

493. L'incubation du vaccin animal est plus longue
494. que celle du vaccin pris de bras à bras. Le cow pox est aussi efficace que la vaccination humaine pour
495. les jeunes enfants; mais pour les adultes, il ne réussit guère que deux fois sur dix environ, ce qui oblige à vacciner deux ou trois fois de suite lorsqu'on a échoué une première fois.

496. La vaccination de bras à bras donne de bien meilleurs résultats chez les adultes; aussi, lorsqu'on est sûr du vaccinifère, doit-on la préférer pour eux.

497. On peut vacciner sur toutes les parties du corps, mais on le fait habituellement au bras, un peu au-
498. dessous de l'épaule. La vaccine laissant de vilaines
499. cicatrices qui sont le plus souvent indélébiles, on inocule quelquefois les femmes à la cuisse pour ne pas les exposer à montrer au bal leurs bras nus marqués de vilaines taches blanches.

500. Une seule piqûre suffit, si elle réussit, pour pré-
501. server de la petite vérole; mais généralement on en fait trois à chaque bras, à trois ou quatre centimètres de distance, afin d'éviter que les pustules ne se touchent une fois développées.

502. Pour vacciner, on introduit sous l'épiderme, à la profondeur de deux millimètres environ, la pointe

d'une épingle, d'une aiguille, d'un bistouri ou d'une lancette taillée en grain d'avoine ou terminée en fer de lance et présentant une rainure sur une de ses faces. On trempe l'instrument dans du vaccin, puis, avec la main gauche, on tend la peau, et on enfonce obliquement sous l'épiderme la pointe chargée de vaccin, en faisant un ou deux tours pour écarter les lèvres de la petite plaie que l'on produit ainsi.

503. Si l'on emploie le cow-pox, la vaccination ne se fait plus par piqûre, mais par scarification. Après avoir déposé sur le bras un peu de matière vacci-nale, on y fait deux ou trois scarifications super-ficielles qu'on frictionne ensuite avec la lancette chargée de vaccin.

504. Les petites plaies faites en vaccinant n'exigent aucun pansement; seulement, lorsqu'on vient d'être inoculé, on ne doit pas remettre son vête-ment avant d'avoir laissé sécher un instant les piqûres pour éviter d'essuyer ainsi le liquide vacci-nal qui serait alors absorbé par les vêtements et non par les tissus du malade, ce qui rendrait le résultat de l'opération absolument nul. Si le vaccin est mélangé à la glycérine, il ne sèche pas; on peut alors le laisser quelques instants en contact avec le point inoculé et remettre ensuite son vêtement. Il vaut mieux envelopper avec de la ouate hydro-

phile le point vacciné. Si l'on prend cette précaution pendant quelques jours, on évite que la piqûre ne s'enflamme.

505. Pendant les deux ou trois premiers jours qui suivent la vaccination et qui constituent la période d'incubation de la vaccine, on remarque un petit cercle rougeâtre, une petite élévation au point

506. inoculé; à la fin du troisième jour, la piqûre ressem-

517. ble à celle d'une puce; le quatrième jour, elle est plus apparente, on sent un peu de dureté sous le

508. doigt, et l'élevure rouge augmente. Le cinquième jour, elle devient circulaire et ombiliquée, c'est-à-

509. dire déprimée au centre; le sixième jour, l'élevure est moins rouge, se déprime davantage, et le bourrelet s'élargit; il est formé par l'épiderme

510. soulevé, et entouré d'un cercle rouge; la fièvre commence à s'allumer; le septième jour, le bour-

511. relet circulaire s'aplatit, prend une teinte argentée; le huitième jour, la pustule augmente, ainsi que les symptômes inflammatoires qui se propagent

512. au tissu cellulaire sous-cutané; le neuvième jour, une aréole se dessine, la matière contenue dans la pustule paraît augmenter et prend une teinte plus

513. foncée; le dixième et le onzième jour, la peau se tuméfie, et le sujet éprouve de la pesanteur, de la chaleur, une vive démangeaison, et la fièvre atteint

514. son maximum d'élévation; le douzième jour, la

période de dessiccation commence, la croûte se

515. forme, et l'épiderme s'écaille; le treizième jour, le
liquide séreux est transformé en pus, et se dessèche

516. au centre; le quatorzième jour, la croûte est dure

517. et a une couleur fauve ; les jours suivants, le cercle
diminue de largeur, la croûte prend une couleur de
de plus en plus foncée tout en devenant de plus en

518. plus saillante, jusqu'au 24$^{me}$, 25$^{me}$, 26$^{me}$ ou 27$^{me}$ jour,

519. époque où elle tombe, laissant une cicatrice ronde,
blanche, qui dure quatre, dix, quinze années, et

520. quelquefois toujours. La cicatrice laissée par la
saignée étant linéaire et celle produite par la sangsue étant étoilée, il est facile de les distinguer
l'une de l'autre.

521. Quelquefois, le lendemain ou le surlendemain de
la vaccination, on voit la piqûre rougir. Le bouton se montre et suppure du troisième au quatrième jour, mais sans s'ombiliquer, et se crève très
facilement. Les croûtes se forment dès le cinquième
jour, sont molles, jaunâtres, humides, et tombent

522. lentement, sans laisser de cicatrices. C'est la fausse
vaccine, qui n'est nullement préservatrice, et s'observe surtout sur les sujets ayant déjà eu la variole
ou ayant été vaccinés, et chez lesquels le premier
vaccin exerce encore une action préservatrice.

523. D'autres fois les pustules, très circonscrites, ombiliquées, n'apparaissent que le quatrième jour, sui-

vent jusqu'au neuvième jour la même marche que la vaccine vraie, avec moins d'inflammation toute- fois ; et se dessèchent le quatorzième ou le quinzième jour. Ces sortes de pustules ne préservent pas sûrement de la variole, on les nomme *vaccinelles* ou *vaccinoïdes*.

524. Lorsque la garde-malade sera appelée à aider dans une séance de vaccination, elle aura à sa portée de l'eau, des compresses et de l'alcool ; elle réunira toutes les personnes devant être vaccinées le même jour, les fera déshabiller de façon à pou- voir mettre à nu le bras et l'épaule au moment voulu ; elle fera avancer un à un tous les adultes tandis qu'elle assiera, sur ses genoux et maintien- dra solidement les enfants qui devront être vacci- nés ; elle trempera dans l'alcool pur ou l'eau bouil- lante chaque lancette venant de servir et l'essuiera avec le plus grand soin ; enfin, elle surveillera consciencieusement les individus vaccinés pour les empêcher de passer la manche de leur chemise avant que la piqûre ne soit complètement dessé- chée, car si on essuyait la gouttelette de sang qui coule parfois de la piqûre, on risquerait d'entraîner aussi le vaccin, ce qui compromettrait le résultat de la vaccination, si l'on a employé la lymphe vaccinale ; mais si l'on s'est servi de pulpe glycé- rinée, comme elle ne sèche pas, on attend plus

longtemps avant de remettre ses vêtements, pour ne pas l'essuyer avant qu'elle n'ait eu le temps d'agir.

525. Les jours suivants, l'infirmière devra passer en revue chaque matin les individus vaccinés. Quelquefois, les ganglions de l'aisselle s'engorgent. Si le vaccin produisait une inflammation trop forte ou trop douloureuse, elle recouvrirait les pustules d'un cataplasme de farine de lin, et si elle remarquait dans la marche du vaccin quelque chose d'insolite, elle en préviendrait le médecin.

526. Les éruptions vaccinales sont rares; elles offrent un grand intérêt doctrinal mais peu d'intérêt pratique. Leur aspect est le même que celui de la rougeole, de la scarlatine, ou d'une éruption papuleuse comme la rougeole boutonneuse; ces éruptions apparaissent du troisième au quatrième jour, tandis que le malade a un peu de fièvre.

527. Il peut y avoir aussi des complications locales, telles que la suppuration ou même de véritables abcès. Au lieu de guérir, la piqûre se met à suppurer; c'est une sorte d'ulcère qui est douloureux et s'accompagne d'inflammation.

528. Si on prend du vaccin sur un sujet ainsi atteint et qu'on s'en serve pour vacciner, on voit se produire la même complication sur tous ceux qui sont inoculés avec ce vaccin. Cela donne lieu alors à

une véritable épidémie désignée sous le nom de *vaccine ulcéreuse.*

529. La variole a été apportée d'Asie en Europe et en Afrique par les Sarrazins.

530. La variolisation, pratiquée depuis longtemps en
531. Chine, en Afrique et en Turquie, a été importée en France par les Anglais au commencement du
532. siècle dernier. Elle consiste à inoculer une variole bénigne, appelée *varioloïde,* pour préserver de la variole grave.

533. Cette opération a des inconvénients très sérieux. Sur cent individus variolisés, il en meurt un en moyenne de la variole; puis l'individu inoculé, n'eût-il qu'une seule pustule, peut communiquer la
534. variole à ceux qui l'approchent, tandis que la vaccination n'offre de danger ni pour le malade lui-même ni pour ceux qui l'entourent, aussi la vaccination a-t-elle détrôné bien vite la variolisation.

535. Si on vaccine un individu et qu'on le variolise en même temps on voit les deux maladies se développer en même temps chez lui.

536. La variolisation préserve de la vaccine au bout
537. de cinq jours, et la vaccination de la variole au bout de six jours. Donc, la vaccine prend pendant cinq jours chez un individu variolisé, mais après le cinquième jour, elle ne prend plus, car la variole le préserve de la vaccine.

Si on variolise un individu vacciné, pendant les six premiers jours la variole prend ; mais, après le sixième jour, elle ne prend plus, la vaccine le préservant de la variole.

538. L'immunité variolique arrive donc un jour plus tard que l'autre.

539. La varioloïde, variole atténuée, préserve de la
540. variole, mais pas la varicelle, car cette dernière est une maladie absolument différente de la variole et de la varioloïde, quoiqu'il soit parfois très difficile de l'en distinguer.

541. Au siècle dernier, la variole était la grande maladie du monde civilisé. Il survenait des épidémies formidables et désastreuses. La dernière que nous ayons eue à Bordeaux a tué six ou sept cents personnes : au siècle dernier, elle aurait fait 20,000 victimes. Vingt individus sur cent en mouraient s'ils n'étaient pas vaccinés, et les quatre-vingts qui survivaient restaient défigurés, sourds, aveugles, etc. Sur cent aveugles, cinquante étaient de par la variole.

Si l'on n'a pas suivi de près cette maladie horrible, épouvantable, la plus cruelle de toutes, rien ne peut en donner l'idée, aussi peut-on dire que la vaccination est la plus grande découverte qui ait été faite en médecine depuis que le monde existe.

## Injections hypodermiques.

542. Les *injections hypodermiques* ou *sous-cutanées* ont été faites pour la première fois par Wood, en 1845, et remises en vigueur par un praticien de Montpellier.

543. Elles sont très employées aujourd'hui et la garde-malade sera souvent chargée de les faire elle-même.

544. Cette opération consiste à introduire sous la peau, dans le tissu lamineux sous-cutané, avec une seringue de Pravaz, certains médicaments solubles, très actifs sous un petit volume.

545. Ce mode d'administration est précieux dans une foule de cas : lorsque les malades récalcitrants font semblant de prendre leurs médicaments pour les cracher ensuite ; quand ils ne veulent pas les avaler ou qu'un obstacle mécanique les en empêche ; lorsqu'ils sont dans le coma, où qu'une maladie d'estomac leur fait rejeter tout ce qu'ils prennent, ou que leur estomac, très dilaté, conserve deux ou trois litres de liquide, ce qui diluerait d'une manière très fâcheuse les substances qu'on leur ferait avaler ; enfin, lorsque l'on veut qu'un médicament agisse facilement, sûrement et rapidement, les solutions employées par la méthode

hypodermique étant absorbées en quelques minutes.

546. Mais tous les médicaments ne peuvent être
547. employés en injections sous-cutanées; pour qu'ils soient absorbés, il faut qu'ils soient solubles et qu'ils puissent être tolérés par les tissus, ce qui
548. n'est pas toujours le cas. Quelques-uns, employés ainsi, pourraient provoquer jusqu'à des phlegmons.
549. Les acides énergiques, le chlorure de zinc, le chloroforme, la térébenthine, etc., amèneraient de la tuméfaction, des abcès, de la douleur, la gangrène, etc.
550. Voici les médicaments généralement employés ainsi : le sulfate d'atropine et certaines prépara-
551. tions mercurielles ; le sulfate de strychnine, soit pour produire une action générale, soit sur le trajet d'un nerf paralysé dans le cas de paralysie locale;
552. l'aconitine et la vératrine, à la dose de 10 à 15
553. centigrammes, le sulfate et le chlorhydrate de morphine en solution à 5 o/o comme dose maxima et 1 o/o comme dose ordinaire, on prescrit par exemple :

Eau distillée . . . . . . . . 20 grammes.
Chlorhydrate de morphine. 0 gr. 20 cent.

554. La seringue de Pravaz contenant 1 gramme de

liquide, chaque seringue de cette solution renfermera un centigramme de morphine.

555.     On injecte aussi l'éther en nature ; les injections sous-cutanées d'éther peuvent se faire à doses assez élevées ; on peut pratiquer coup sur coup jusqu'à quatre ou cinq injections d'éther pour combattre les syncopes consécutives aux hémorragies et au choc opératoire ; dans les défaillances, et en général dans les états de collapsus amenés par certains empoisonnements, des brûlures étendues, des hernies étranglées, etc.

556.     Dans les cas d'hémorragies utérines on peut injecter de o gr. 50 à 4 grammes d'ergotine.

557.     Les solutions d'ergotines de Bonjean ou d'Yvon, qui se préparent au dixième, donnent un décigramme ou dix centigrammes d'ergotine par seringue.

558.     Le chlorhydrate, le bromhydrate de quinine et le sulfate de quinine (ce dernier surtout s'il est acide) doivent être rejetés ; on emploie cependant le sulfate de quinine à la dose de dix à quinze centigrammes.

559.     Quant à la caféine, elle est soluble dans le benzoate ou le salicylate de soude.

560.     On en prend 3 grammes pour 2 grammes de caféine et 5 grammes d'eau ce qui donne 40 centigrammes de caféine par seringue.

561.     On injecte aussi parfois de l'eau pure sur le tra-

**562.** jet d'un nerf malade dans certains cas de névralgie; enfin, on introduit quelquefois, à l'aide de la seringue de Pravaz, des préparations iodées à l'intérieur de certaines tumeurs, telles que le goître, etc.

**563.** Pravaz se servait surtout de sa seringue pour faire des injections coagulantes dans les vaisseaux sanguins. Sa seringue a été modifiée par Charrière.

**564.** Elle est toute petite et se compose d'un corps de pompe en cristal, et non en métal, parce qu'on emploie souvent des substances corrosives ou du nitrate d'argent qui attaqueraient le corps de pompe s'il était en métal. Le cristal est aussi préféré parce qu'il est transparent et permet de voir le liquide pendant qu'on l'injecte sous la peau. Le corps de pompe est maintenu par deux tiges verticales en argent. Il est surmonté d'un couvercle, en argent aussi, à vis, percé d'un trou pour laisser passer la tige du piston.

**565.** Celui-ci est parfois disposé en pas de vis, et sur sa tige sont marqués des degrés indiquant le nombre de gouttes contenues dans la seringue, et qu'on chasse sous la peau en tournant le piston.

D'autres fois, le piston est à crémaillère, et une roue dentée fait mouvoir la tige. Un curseur mobile, sur la tige graduée du piston, permet de déterminer la quantité de liquide qu'on injecte sous la peau en appuyant sur le piston.

566.    A l'extrémité inférieure du corps de pompe se trouve une petite plaque d'argent, percée au milieu, et disposée de telle façon que l'on puisse y visser une petite canule en argent ou en acier doré, très fine, dont la pointe tranchante et taillée obliquement ressemble à un petit troquart, et doit être enfoncée sous la peau avant l'injection.

567.    Ces seringues contiennent ordinairement un gramme de liquide médicamenteux qui correspond à vingt gouttes.

568.    Pour faire ces injections, on adapte la canule à la seringue, après l'avoir trempée dans un peu d'huile antiseptique pour pouvoir l'introduire facilement sous la peau, puis on remplit complètement la seringue de liquide médicamenteux, on redresse l'instrument en tenant la pointe en haut; par de petites secousses on fait remonter les bulles d'air contenues dans la seringue et on les chasse en remontant légèrement le piston. Cela fait, on pince la peau entre le pouce et l'index de la main gauche sur le point que l'on veut injecter et on forme ainsi un gros pli. On tient la seringue de la main droite et on enfonce la pointe de la canule dans le pli, obliquement ou perpendiculairement, selon que l'on veut faire pénétrer le liquide dans le muscle ou dans le tissu cellulaire.

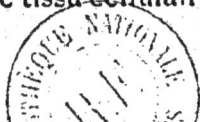

4

569.    On reconnaît qu'on est arrivé dans le tissu cellaire sous-cutané lorsque la canule peut se mouvoir facilement entre la peau et les couches profondes.

570.    On ne doit pas pousser tout le liquide d'un seul coup, mais bien en trois ou quatre fois, séparées par une vingtaine de secondes, afin que le médicament puisse se répandre dans les mailles du tissu cellulaire; sans cela, on pourrait rompre ces mailles et les filets nerveux ou vasculaires qui le sillonnent comme un réseau, ce qui ferait souffrir le malade.

571.    Lorsque l'injection est terminée, on retire vivement la canule, on lâche la peau que l'on tenait de la main gauche, et on pose l'index sur le petit trou fait par la canule, pour éviter que le liquide injecté ne sorte des tissus. On peut ensuite pratiquer une légère friction sur la piqûre pour mieux faire pénétrer le liquide médicamenteux et aider à l'absorption.

572.    Si l'on a injecté le liquide dans le derme, au lieu d'arriver jusque dans le tissu cellulaire sous-cutané, il se produit une tache blanche comme à la suite d'une piqûre de moustique, et le liquide

573.    n'est pas suffisamment absorbé. Si l'on pénètre dans le muscle, on produit de véritables blessures qui peuvent provoquer des abcès ; cependant,

574.    l'éther et l'ergotine doivent toujours être injectés dans le tissu musculaire.

575. On peut faire les injections hypodermiques sur tout le corps, mais on évite d'en pratiquer sur les pommettes, les tempes, la nuque, la face antérieure des pieds, des cuisses, des mains, des avant-bras, et sur le trajet des gros vaisseaux et des veines superficielles, mêmes petites.

576. On les fait de préférence dans la partie antérieure de la poitrine, sur la face externe des membres, surtout des cuisses, sur les flancs, etc.

577. Si l'on donne un certain nombre d'injections, il est bon de ne pas les faire toutes sur le même point, sans cela, le liquide produirait une sorte de boule, serait absorbé lentement et mal, et, en distendant les tissus, donnerait lieu à de l'irritation, à de l'inflammation et même à des abcès.

578. Si une injection sous-cutanée provoquait un petit écoulement de sang, on l'arrêterait de suite en pressant sur la piqûre avec le bout du doigt.

579. Les injections de morphine pigmentent quelquefois la peau ou produisent des nodosités amenées par l'induration limitée du derme. Si l'on fait plusieurs injections par jour au même malade et que cet accident se reproduise, c'est très fâcheux, car ces nodosités sont souvent douloureuses au toucher.

580. C'est la faute de la garde-malade, car cela arrive lorsque l'injection est faite trop superficiellement ou que le liquide n'est pas suffisamment clair, aussi

l'infirmière doit-elle conserver le médicament dans un flacon très propre et parfaitement bouché. Elle ne le versera que dans un récipient très bien nettoyé, et si elle constate le moindre trouble dans le liquide, elle le filtrera à nouveau.

581. Les topiques émollients, les cataplasmes, etc. seront employés pour combattre les complications inflammatoires.

582. Les injections hypodermiques étant très actives, on n'en fera jamais sans l'ordre du médecin, et l'on

583. se gardera de dépasser la dose prescrite, car la plus petite imprudence pourrait occasionner des accidents redoutables. La plus rigoureuse exactitude est strictement exigée de la garde dans ce cas.

584. Après chaque injection faite même sur le même malade, la seringue doit être nettoyée en l'emplissant d'eau phéniquée à 50 o/oo (jamais au sublimé qui altère les instruments) et en la vidant successivement à plusieurs reprises; puis on lavera la canule, on l'essuiera avec soin, on soufflera dedans et on y introduira un petit fil d'argent qui la nettoiera et l'empêchera de se boucher.

585. Si elle était bouchée ou ne pouvait se nettoyer suffisamment par ce moyen, on la déboucherait et on la nettoierait parfaitement en chauffant un instant la canule dans la flamme d'une lampe à alcool;

mais il ne faut chauffer que la canule, car l'arma-
ture de certaines seringues est fixée avec de la
laque ou de la résine, qui fondrait par la chaleur ;
on risquerait aussi de détremper l'acier.

586.     Aux deux bouts de la seringue se trouve une
rondelle de cuir ; le piston lui-même est quelquefois
en cuir lubréfié avec du suif. Ce cuir peut être rac-
corni ou desséché par de l'éther, par exemple.

587.     Pour remettre la seringue en état, il suffit de
graisser le cuir, de l'aplatir en le frappant, après
l'avoir imbibé d'eau, et l'avoir laissé gonfler à l'humidité.

588.     En prenant ces précautions, on épargne les
réparations si fréquentes que nécessitent les seringues de Pravaz et l'on évite les irritations, les
indurations ou les abcès que leur piqûre provoque
si souvent chez les malades lorsque ceux qui les
emploient ne savent pas les manier.

## Anesthésie.

589.     On donne le nom d'*anesthésie* à la diminution
ou à l'abolition de la sensibilité.

590.     Elle est *partielle* si elle n'atteint qu'un organe
en particulier, tel que la peau, les muscles, etc. ;
591.     *unilatérale* si elle ne frappe qu'un côté (on l'ap-
592.     pelle alors *hémianesthésie*) ou *bilatérale* si elle

593. intéresse les deux côtés. Si elle porte sur les orga-
nes des sens, on la nomme *anesthésie sensorielle*.

594. Lorsque le malade ressent encore les impres-
sions de contact et de température, mais n'éprouve
pas de douleur et est insensible à la piqûre, il est
atteint d'*analgésie* ou anesthésie cutanée, qui se
rencontre dans la plupart des cas d'hystérie et de
595. chorée. Enfin, l'anesthésie peut être *générale* ou
*généralisée* et produite soit par la maladie, soit
par des agents dits *anesthésiques*.

596. Dans bien des cas on n'a besoin de provoquer
qu'une anesthésie locale ou partielle; on n'insensibilise alors qu'un seul point du corps.

597. On peut obtenir ce résultat par le passage d'un
courant d'acide carbonique ou par l'emploi du
chloroforme sous forme de liniment.

598. Pour les muqueuses, on se sert beaucoup aujour-
d'hui d'une solution à 1/20 de chlorhydrate de
cocaïne, soit en badigeonnage, soit en injections
sous-cutanées.

Pour certaines opérations du nez, de la gorge
et des yeux, elle donne de très bons résultats. Un
badigeonnage sur la muqueuse intéressée l'insensibilise pour dix à quinze minutes. Si l'opération
dure plus longtemps, on renouvelle l'application
de cocaïne. On peut aussi, à l'aide du compte-
gouttes, mettre quatre ou cinq gouttes de cocaïne
dans l'œil intéressé.

599.     L'action de la cocaïne sur la peau est nulle ; mais son emploi sur les muqueuses ou en injections sous-cutanées amène parfois du malaise, des vertiges, des maux de tête, des nausées, de la pâleur, des troubles dans les idées, aussi le chirurgien est-il seul capable de fixer la dose et le procédé à employer. La garde ne s'en servira jamais sans son ordre.

600.     On en use aussi pour l'extraction des dents ; mais les dentistes lui préfèrent aujourd'hui un mélange de bromure d'éthyle et de chlorure d'éthyle qui anesthésie très bien, tout en étant sans danger ; on le pulvérise sur le champ opératoire.

601.     Le plus souvent, en chirurgie, l'anesthésie locale se fait par la glace ou l'éther.

602.     Le froid engourdit et insensibilise ; aussi, pour anesthésier une région, un point limité de la peau, les doigts, les orteils, etc., il suffit de les soumettre pendant quelques minutes à l'action d'un mélange réfrigérant composé de deux parties de glace cassée en petits fragments et d'une partie de sel marin. On place ce mélange dans une tarlatane, une mousseline, un linge fin, une vessie, un ballon en caoutchouc, etc., et on le maintient sur le point désigné.

603.     Au bout de deux minutes environ, la région s'engourdit, la peau devient blanche, se durcit et se

congèle en quelque sorte ; à ce moment-là, l'anesthésie est absolue, mais elle est très superficielle,
n'intéressant que la peau, aussi ne l'emploie-t-on
que pour de très petites opérations, telles que des
incisions simples de la peau, l'arrachement d'un
ongle incarné, etc.

604. Pour anesthésier avec l'éther, on pulvérise ce
liquide sur le champ opératoire à l'aide du pulvé-
risateur de Richardson, ou, à défaut, avec un pul-
vérisateur de toilette ; l'évaporation de l'éther
produit un froid intense qui engourdit, puis insensibilise la région, absolument comme par l'application de la glace.

605. Il faut se rappeler que l'éther, étant très volatil,
doit être conservé dans un flacon solidement et
hermétiquement bouché. Ses vapeurs prenant feu
avec explosion au moindre contact avec une flamme
ou un fer rouge, il faut le manier avec les plus
grandes précautions, lorsque l'on s'en sert dans une
pièce où il y a du feu ou de la lumière allumée.

606. On ne peut user de l'éther et de la glace que
pendant un quart d'heure au plus ; en prolongeant
leur application, on risquerait d'amener la mortification des tissus.

## Anesthésie générale.

607. Depuis l'origine de la chirurgie, l'idée d'abolir ou d'atténuer la douleur n'a cessé de préoccuper les esprits. Les premiers essais remontent à des

608. temps fort reculés. Pline et Dioscoride prétendent que le grand marbre du Caire (ou la pierre de Memphis), réduit en poussière et appliqué en liniment avec du vinaigre, endort et amortit si bien les points sur lesquels on l'emploie qu'on peut les couper ou les cautériser sans douleur.

Le suc épaissi des baies de mandragore, ou la décoction dans du vin des racines de mandragore ou de morion étaient employés dans le même but, d'après Pline, Dioscoride et Dodonée.

609. Au moyen-âge, on savait très bien préparer avec des plantes stupéfiantes des breuvages somnifères.

610. Dans l'Inde, on connaissait depuis des temps reculés des substances narcotiques abolissant la

611. sensibilité. Le secret en fut rapporté en Europe par les Croisés, et, pendant l'Inquisition, bien des accusés en faisaient usage, mais ils étaient taxés de sor-

612. cellerie. Théodoric, médecin du milieu du XIIIe siècle, employait l'opium, l'eau de morelle, de jusquiame, de laitue, de mandragore, de stramonium, etc, pour endormir le malade qu'il réveillait

ensuite avec du vinaigre, du jus de fenouil ou de rue.

613. La compression, les irrigations froides, les applications de glace, l'ivresse alcoolique, le magnétisme animal, etc., furent successivement essayés, puis abandonnés, car ils présentaient une foule d'inconvénients et même de dangers, sans atteindre le but cherché, aucun de ces moyens ne pouvait être employé d'une façon sérieuse ou étendue.

614. Enfin, en 1795, Humphrey Davy découvrait les propriétés anesthésiques du protoxyde d'azote, ou gaz hilarant, et proposait de s'en servir dans les

615. opérations chirurgicales, et en 1815, Nysten, dans son Dictionnaire des sciences médicales, expliquait l'emploi des vapeurs d'éther, mais on n'avait pas essayé ces deux agents anesthésiques dans les opérations chirurgicales, ou on l'avait mal fait, et

616. en 1839, Velpeau écrivait dans son Traité de médecine opératoire : « Éviter la douleur dans les opérations est une chimère qu'il n'est pas permis de poursuivre aujourd'hui. Instrument tranchant et douleur, en médecine opératoire, sont deux mots qui ne se présentent point l'un sans l'autre à l'esprit des malades, et dont il faut nécessairement admettre l'association ». Cependant, bien peu de temps après, en 1844, un dentiste de Hartford

(Amérique) Horace Wels, essaya de mettre à exé-
cution l'idée de Humphrey Davy.

617.     Il tenta plusieurs fois l'expérience avec succès sur
lui-même et sur plusieurs personnes; mais il eut
le malheur d'échouer dans une séance publique ;
bafoué, sifflé, il tomba malade de chagrin et aban-
donna ses recherches; sa déconvenue était due à
l'emploi d'un gaz impur.

Il avait aussi expérimenté l'éther.

618.     Son idée, reprise par Jackson (de Boston), fut
expérimentée par Morton (ancien associé de Wels),
le 14 octobre 1846, avec un plein succès, et le
19 décembre 1846, Robinson en Angleterre, et le
24 décembre 1846, Jobert à Paris, employaient
l'éther avec le même bonheur; enfin, Malgaigne
le 12 janvier 1847 et Velpeau le 1er février suivant
communiquaient à l'Académie de médecine le résultat de leurs observations sur l'éthérisation : la
méthode anesthésique était enfin trouvée et consa-

619.     crée. Aujourd'hui la plupart des opérations se pratiquent sans que le malade en ait conscience, grâce
à l'anesthésie chirurgicale, au sommeil amené par
l'inhalation de vapeurs d'éther ou de chloroforme.
On provoque ainsi une insensibilité si complète
que, lorsque les opérés sont réveillés, ils n'ont
nullement conscience de ce qui s'est passé pendant
leur sommeil, et demandent souvent quand on les
opèrera.

620. Tandis que Morton s'enrichissait, grâce à sa découverte, et que Jackson recevait de l'Institut de France le prix Montyon, Wels qui avait appliqué le premier l'idée de Davy, mais n'avait pu, malgré ses énergiques réclamations, faire valoir sa priorité en Europe, mourait de misère et de chagrin. Par une cruelle ironie, il se suicidait dans un bain en s'ouvrant les veines et en respirant de l'éther pour échapper à la douleur.

621. En France, en 1830, Soubeyran découvrait le chloroforme, liquide oléagineux, incolore, très dense, qui brûle difficilement, et avec lequel on n'a pas à redouter des explosions comme avec l'éther.

622. Flourens en signala les propriétés stupéfiantes, et en 1847, Simpson, à Edimbourg, l'appliquait à la chirurgie. En 1864, Cl. Bernard associait la morphine au chloroforme et inventait ainsi l'anesthésie mixte, et Paul Bert trouvait que l'on produit aussi l'anesthésie par le protoxyde sous pression.

623. Les procédés anesthésiques les plus employés sont l'éthérisation et la chloroformisation; sous leur influence, le malade éprouve d'abord une excitation cérébrale; il rêve, il parle, il exécute des mouvements désordonnés; il a déjà perdu connaissance; mais bientôt il se calme, s'endort; les mouvements volontaires sont supprimés, puis les mouvements réflexes disparaissent à leur tour; enfin,

la sensibilité est abolie ; les piqûres, les incisions passent pour lui absolument inaperçues ; la respiration puis la circulation se ralentissent, et, si l'on continuait les inhalations, la mort surviendrait rapidement, car l'anesthésie abolissant successivement les fonctions du cerveau, de la moelle, du bulbe et en particulier celles du cœur, lorsque les centres placés dans le bulbe sont atteints, la respiration s'arrête brusquement ; le cœur se précipite puis s'arrête tout d'un coup sous l'influence de l'éther, tandis qu'il se ralentit et s'affaiblit jusqu'à l'arrêt complet qui amène la mort, par l'usage du chloroforme ; l'arrêt de la respiration annonce l'approche de la mort dans la chloroformisation ; il faut alors réveiller le sujet le plus rapidement possible par tous les moyens connus.

624. Autrefois, on employait indifféremment l'éthérisation ou la chloroformisation ; on préférait même l'éther, car les premiers moments de l'anesthésie passés, il offre beaucoup moins de dangers que le chloroforme. On en use plus volontiers dans les cas d'affections chroniques du poumon, mais pour les lésions cardiaques, aortiques ou mitrales, on préfère le chloroforme : les enfants le supportent beaucoup mieux que l'éther. Ce dernier produit chez eux de brusques arrêts de la respiration, car ils sont très sensibles à son action.

625.    Les effets du chloroforme sont plus intenses,
plus réguliers, plus prompts et plus durables que
ceux de l'éther ; la période d'excitation qu'il produit au début et au retour d'une anesthésie est
moins longue et moins forte que celle amenée par
l'éther ; il provoque, néanmoins, beaucoup plus
facilement des syncopes immédiates et consécutives qui peuvent devenir redoutables.

626.    Cependant, les dangers présentés par la chloroformisation sont de moins en moins nombreux, on
en a trouvé les causes, et on les a supprimées en
partie. Les accidents étaient dus pour la plupart à
l'emploi du chloroforme impur, et on les évite en
627.    usant du chloroforme pur. On s'assure qu'il a été
suffisamment purifié en en versant quelques gouttes
sur un linge et en le respirant jusqu'à ce qu'il soit
complètement évaporé. Si l'odeur reste la même
jusqu'à la fin, c'est qu'il est pur ; sinon, il n'a pas
été assez purifié, et contient encore du chloral, de
l'acide chlorhydrique, du chlore, etc., qui s'évapo-
rent avant le chloroforme, et font que l'odeur
répandue change au fur et à mesure de l'évaporation.

Un autre moyen de s'assurer de la pureté du
628.    chloroforme consiste à en jeter un peu dans de
l'eau ; s'il ne la trouble pas, il est pur, et plus il
629.    est pur, moins il provoque d'accidents. Celui

d'Adrian est très estimé; 5 grammes ou 100 gouttes environ suffisent pour amener l'anesthésie en
quelques minutes.

630. L'infirmière ne donnera jamais le chloroforme
elle-même, mais elle assistera le docteur qui en sera
chargé, et si elle sait comment on l'emploie, comment il agit et de quelle façon on doit procéder
avec le malade avant, pendant et après la chloroformisation, elle veillera à ce qu'aucune imprudence ne soit commise à l'insu du docteur, ce qui
arriverait souvent sans cela.

631. On donne en général au malade un bain la veille
de l'opération, et un laxatif pour obtenir la liberté
du ventre; au besoin, on laverait l'intestin à l'aide
d'un lavement.

632. Si l'opération doit avoir lieu à une heure avan-
cée, on peut donner le matin un peu de bouillon ou
de vin, mais on ne laissera rien absorber au sujet
pendant les cinq ou six heures qui précéderont l'administration du chloroforme. S'il mangeait à ce
moment-là, cela favoriserait les vomissements, et
les matières vomies pourraient déterminer l'asphyxie en s'arrêtant dans le larynx.

633. L'infirmière veillera à ce que tout soit prêt et
bien disposé pour l'opération.

634. Si elle a lieu dans un hôpital ou une maison de
santé, on la fait sur une table spéciale munie d'un

pupître à crémaillère permettant de tenir la tête du malade dans une position plus ou moins inclinée.

635. Dans les maisons particulières, on remplace les tables d'opération par un lit étroit, disposé à une hauteur convenable, au milieu de la chambre pour qu'on en fasse aisément le tour, et recevant la lumière d'en haut si possible ; sinon, on place le lit en face d'une fenêtre. Il faut qu'il soit plat et dur, l'opéré devant reposer sur un plan horizontal et

636. résistant. La position couchée permet au sang d'arriver au cerveau ; cet organe s'anémie par le fait de l'anesthésie, et sans cette précaution, on verrait survenir des syncopes dangereuses ; cependant, on peut disposer un ou plusieurs oreillers sous le malade, mais d'une façon telle qu'il soit facile de les retirer au moindre accident.

637. S'il s'agit d'enlever des tumeurs de la mâchoire, de la langue, des polypes naso-pharyngiens, etc., on soulève la tête de l'opéré dès qu'on a enlevé l'éther ou le chloroforme, de peur que le sang ne tombe dans les voies respiratoires ; mais sur ce point comme sur tous les autres d'ailleurs, on obéit à l'opérateur qui juge ce qu'il convient de faire.

638. On desserrera tous les liens des vêtements, enlevant les cravates, ceintures, etc., et on découvrira le cou et la poitrine du patient pour faciliter

les mouvements respiratoires et pour pouvoir les suivre des yeux et s'assurer qu'ils ne sont pas interrompus.

639. La garde préparera le flacon de chloroforme ainsi qu'une compresse ou un mouchoir plié en cornet, ou une sorte de sac de laine fixé à une monture en fil de fer, au fond desquels on verse le chloroforme peu à peu et qu'on tient sur le nez et la bouche du malade, mais en commençant il faut avoir soin de le placer assez loin pour que le malade respire beaucoup d'air mêlé au chloroforme ; sans cette précaution, on amènerait de l'intoxication et des syncopes dont une, la première peut-être, pourrait devenir foudroyante.

A mesure que les muqueuses s'habituent au contact irritant des vapeurs du chloroforme, on rapproche l'appareil. On le recharge autant de fois que cela est nécessaire.

640. L'infirmière doit avoir aussi sous la main plusieurs compresses, des serviettes, un bassin vide en cas de vomissements ; un abaisse-langue, sorte de cuiller dont le manche est recourbé et qui sert, comme son nom l'indique, à abaisser la langue pour qu'elle ne gêne pas la respiration.

641. Le chloroforme amène une inertie générale, une détente de tous les muscles ; la langue étant un organe musculaire devient inerte sous son influence,

4'

et par son poids a la tendance à s'enfoncer et à venir boucher l'extrémité du larynx. Cet accident pourrait amener l'asphyxie du sujet, c'est pourquoi, s'il se produisait, on ne doit pas hésiter à percer le bout de la langue avec une aiguille enfilée et à la retirer brusquement à l'aide de ce fil, pour empêcher le patient d'avaler sa langue et de s'asphyxier.

642. On peut éviter ces inconvénients en se servant d'une pince à langue, qui saisit cet organe sans le blesser, et sert à la maintenir dans sa position normale.

643. Tant que dure la chloroformisation, on surveille attentivement l'opéré, en lui évitant tout mouvement brusque qui pourrait provoquer des syncopes. On explore constamment le pouls, tout en regardant si le malade respire d'une façon normale, et si sa face ne change pas de couleur. Si le pouls devient petit, faible, s'il se ralentit ou présente des intermittences, si la face se congestionne ou pâlit, si les mâchoires se serrent pendant que la respiration s'arrête ou devient difficile, on suspend l'usage du chloroforme pour faire des flagellations avec des compresses imbibées d'eau froide pendant qu'on pratique sur le thorax de vigoureuses frictions sèches. Un flacon d'ammoniaque et des sinapismes pourraient être utilement employés à ce moment.

644.     Celui qui est chargé de surveiller l'effet produit par l'anesthésique doit aussi se rendre compte de l'état des pupilles. Au début des inhalations, la pupille se dilate complètement ; puis, lorsque l'anesthésie devient complète, elle se rétrécit, tout en restant sensible à la lumière. Si, au contraire, elle est dilatée et immobile, c'est qu'on a donné trop d'anesthésique.

645.     Règle générale : Il ne faut donner au sujet que les doses nécessaires ; lorsqu'il est devenu insensible, on retire le chloroforme, pour n'en donner qu'au fur et à mesure que le besoin s'en fait sentir.

646.     En tous cas, on le supprime dès que le malade ronfle ou que le sang devient noir.

647.     Si les vomissements surviennent, on tourne la tête de l'opéré de côté, et l'on reçoit les matières vomies dans un bassin ou une cuvette ; au besoin,

648. on aiderait avec le doigt à leur issue. Enfin, si une syncope se produisait, on pratiquerait la respiration artificielle par les divers procédés connus. Un appareil électrique rendrait alors de grands services.

649.     En cas d'accident, la moindre hésitation, la plus petite perte de temps peut coûter la vie à l'opéré ; il faut donc :

650.     1° Oter de suite l'éther ou le chloroforme ;

651.     2° Ouvrir les mâchoires à l'aide de l'écarteur ou

faire glisser en avant le maxillaire inférieur en appuyant les deux pouces sur les oreilles et les quatre autres doigts sur la branche montante du maxillaire inférieur ;

652.   3° Faire les tractions rythmées de la langue suivant le procédé de Laborde.

653.   4° Retirer la tête du malade du lit ou de la table d'opération et la laisser pendre plus bas que le reste du corps, tout en flagellant les joues avec des compresses d'eau froide vinaigrée.

654.   5° Si cela ne suffit pas, on emploie le marteau de Mayor sur la région du cœur, tandis qu'un autre aide, saisissant la pile électrique, applique un des pôles au cou, sur le trajet du nerf phrénique, l'autre pôle sur le creux de l'estomac, et fait passer des excitations électriques intermittentes en les réglant sur les tractions rythmées de la langue faites de seize à dix-huit fois par minute par un

655.   autre aide. Dans ce cas, comme dans l'asphyxie par submersion, il ne faut pas se décourager, mais continuer avec persévérance des manœuvres qui, à la longue, peuvent ramener à la vie le malheureux patient.

656.   Pour réveiller une personne anesthésiée, on cesse d'abord de lui donner du chloroforme, puis on la secoue légèrement, on la pince, on la frappe au

657.   besoin avec des linges imbibés d'eau froide. Le

malade réveillé, on le porte dans son lit, en le
maintenant dans une position horizontale pour évi-
658. ter les syncopes. On ramène la chaleur par des
couvertures, des bouillottes d'eau chaude, et l'hiver on bassine le lit à l'avance.

659. On surveillera le malade jusqu'à ce qu'il ait repris l'usage complet de ses sens. Il aura du malaise
pendant douze heures, vingt-quatre heures quelquefois; il pourra éprouver des maux de tête, des
nausées et même des vomissements; aussi ne l'ali-
mentera-t-on que longtemps après son réveil, et
660. souvent même le lendemain seulement. On se con-
tentera de lui donner des boissons froides ou
gazeuses, du tilleul, de l'eau de fleurs d'oranger,
du vin sucré, de l'anisette, de l'eau de Seltz ou du
Champagne, et encore en très petites quantités à
la fois.

661. Si les vomissements survenaient malgré ces
précautions, on ferait avaler de la glace en petits
fragments. Si ces moyens ne réussissaient pas à les
arrêter on préviendrait le chirurgien.

662. Quand le malade est affaibli par des suppura-
tions très longues et très abondantes, dans les cas
de hernies étranglées, de contusions graves, lorsqu'il y a défaillance ou abaissement de la température, dans l'asthme ou les affections cardiaques, on
s'abstient ordinairement d'employer l'anesthésie.

663. L'anesthésie sert à relâcher les muscles dans la réduction des luxations, des fractures, des coxalgies, des hernies étranglées, pour abolir la douleur dans les opérations, pour calmer les accès d'hydrophobie, de chorée, d'épilepsie, d'hystérie, dans l'éclampsie puerpérale, le tétanos, le delirium tremens, le délire méningitique ou infantile; on en fait un grand usage en obstétrique.

664. On emploie aussi l'éthérisation pour reconnaître les affections simulées, ce qui arrive quelquefois en chirurgie militaire : si un conscrit simule une gibbosité, on l'endort et l'infirmité simulée disparaît pendant son sommeil.

665. Enfin, l'anesthésie chirurgicale sert aussi à reconnaître si la folie est simulée ou non, et à faire parler des monomaniaques qui gardaient un mutisme absolu. On obtient ainsi d'eux, pendant leur sommeil, les renseignements nécessaires à leur traitement.

666. En outre de l'éther, du chloroforme, de la cocaïne et de la glace, on emploie comme anesthésiques le chlorure de méthyle ou méthyl-chlorhydrique, et l'amylène, qui a les inconvénients du chloroforme sans en offrir les avantages. Ces substances produisent l'anesthésie en agissant sur les éléments nerveux.

En faisant passer des courants électriques sur

la peau ou sur tout autre organe, on obtient une anesthésie électrique.

667.     Le protoxyde d'azote, s'il est pur, amène une anesthésie passagère accompagnée d'une sensation agréable et d'une sorte de rire ; c'est le *gas hilarant*, employé souvent pour l'extraction des dents mais qui n'est pas sans danger puisqu'il détermine l'asphyxie.

668.     L'asphyxie, quelles que soient ses causes, produit toujours une anesthésie qui est une paralysie de la sensibilité ; elle « est graduelle et commence aux extrémités des membres (des jambes d'abord) pour gagner le tronc.

» C'est vers le haut de la poitrine, sous les clavicules, à la région mammaire et près des aisselles que la sensibilité disparaît en dernier lieu. Lorsque les asphyxiés reviennent à la vie, la sensibilité reparaît d'abord sur toute la poitrine, puis sur le tronc, à la partie supérieure des membres et enfin aux extrémités » (Littré).

669.     L'asphyxie se produit de plusieurs manières : elle peut être mécanique, lorsqu'une cause quelconque empêche l'air de pénétrer dans le poumon. Cela peut arriver par suite de submersion, de strangulation, de pendaison, de compression de la cage thoracique, de paralysie des muscles inspirateurs, d'une plaie pénétrante de la poitrine, d'un épan-

chement pleural, du croup, de l'œdème de la glotte, de l'action trop intense du froid ou de la chaleur, de l'introduction de corps étrangers dans les voies respiratoires, etc.

670. Elle peut être amenée par l'inspiration de gaz inoffensifs mais irrespirables, comme l'air confiné privé de son oxygène et chargé d'acide carbonique, l'azote, l'hydrogène, l'acide carbonique, le proto-
671. xyde d'azote, etc., enfin, par l'introduction dans les poumons de gaz toxiques tels que ceux produits par les fosses d'aisance, les égouts, la fermentation alcoolique, la combustion du charbon ; l'hydrogène arsénié, l'acide sulfhydrique, l'oxyde de carbone, les composés du cyanogène, etc.

Ce sont de véritables poisons.

672. L'oxyde de carbone se combine avec l'hémoglobine, partie essentielle des hématies, globules rouges du sang, et les empêche d'absorber l'oxygène de l'air pour l'apporter dans l'intimité des tissus où il doit remplacer l'acide carbonique, repris par le plasma du sang ; aussi, lorsque l'on transporte à l'air pur une personne asphyxiée par l'acide carbonique, la voit-on revenir à la vie, tandis que celle qui a respiré de l'oxyde de carbone a beau inspirer de l'air pur, l'oxygène qu'il contient ne peut servir à l'hématose (conversion du sang veineux en sang artériel), et ranimer

celui dont le sang est empoisonné par l'oxyde de carbone. Il faut combattre l'intoxication du sang pour rendre ces malheureux à la vie, et l'on n'y parvient pas souvent assez vite pour les sauver.

# PETITE CHIRURGIE

## QUESTIONNAIRE

### THERMOMÉTRIE

1. Que nomme-t-on température?
2. Quel est l'instrument qui sert à mesurer la température?
3. D'ou vient le mot *thermomètre*?
4. De quoi un thermomètre se compose-t-il?
5. Pourquoi le mercure monte-t-il et descend-il dans le tube?
6. Que marque-t-on d'un zéro?
7. Pourquoi prend-on le point où la glace commence à fondre et non celui où elle reste glacée?
8. Qu'indique le point le plus élevé du thermomètre?
9. En combien de degrés Réaumur a-t-il divisé l'espace compris entre le point où la glace fond et celui où l'eau bout?
10. Pourquoi l'a t-on partagé en cent degrés en France?

5

11. Comment nomme t-on les thermomètres ainsi construits?

12. Quelle différence y a-t-il donc entre le thermomètre
Réaumur et le thermomètre centigrade?

13. Quelle proportion entre les degrés Réaumur et les
degrés centigrades?

14. Comment appelle-t-on cette division en degrés?

15. Par quoi remplace-t-on quelquefois le mercure pour
la construction des thermomètres?

16. Pour quelle raison préfère-t-on les thermomètres à
mercure aux thermomètres à alcool?

17. Qu'est-ce qui fait varier la température humaine?

18. Pourquoi est-il bon de connaître la température dans
les maladies aiguës?

19. Et dans les maladies chroniques?

20. Qu'entend-on par thermométrie?

21. Comment mesure-t-on la température humaine?

22. Décrivez le thermomètre médical.

23. Comment les degrés y sont-ils divisés?

24. De quoi doit-on s'assurer avant de se servir d'un
thermomètre?

25. Quand dit-on qu'il est divisé?

26. Que doit-on faire dans ce cas?

27. Expliquez les trois procédés employés pour faire disparaître ces divisions.

28. Quel est l'inconvénient des thermomètres médicaux ordinaires?

29. Parlez des thermomètres maxima.
30. Que fait-on avant d'employer un thermomètre maxima?
31. Expliquez son fonctionnement.
32. Comment se sert-on du thermomètre médical?
33. Où prend-on la température?
34. Où la recherche-t-on de préférence chez les tout petits enfants ?
35. La prend-on plus facilement chez certains individus que chez d'autres?
36. Où la mesure-t-on à moins d'indications spéciales ?
37. Comment prend-on la température dans l'aisselle ?
38. Dans la main ?
39. Dans le rectum ?
40. Quelle est la précaution nécessitée absolument par l'application du thermomètre?
41. Dans quel cas doit-on surveiller particulièrement le malade dont on prend la température ?
42. Comment évite-t-on de laisser refroidir le malade pendant ce temps?
43. De quelle façon lit-on la température lorsqu'on s'est servi d'un thermomètre ordinaire ?
44. Et lorsqu'on a fait usage d'un thermomètre à maxima ?
45. Comment peut-on faire monter la colonne de mercure ?
46. Quels sont les thermomètres que l'on rejette toujours au lieu de les mettre en circulation ?

47. Est-il possible que tous les thermomètres soient rigoureusement exacts ?

48. Quelle est en général la nature de l'erreur qu'ils présentent ?

49. Quelle précaution cela nécessite-t-il de l'infirmière scrupuleuse ?

50. Doit-on nettoyer le thermomètre après s'en être servi, et pourquoi ?

51. Comment conservera-t-on les thermomètres ?

52. A quelle heure prend-on ordinairement la température ?

53. Quand doit-on encore la mesurer ?

54. Quelle est la température normale de l'aisselle chez l'adulte ?

55. Et celle du rectum et du vagin ?

56. Celle du nouveau-né ?

57. Celle de l'enfant ?

58. Et celle du vieillard ?

59. A l'état normal y a-t-il une différence entre la température du matin et celle du soir ?

60. Quand la température indique-t-elle un état pathologique ?

61. A partir de quel degré y a-t-il fièvre ?

62. Dites le nom donné aux températures élevées ?

63. Et aux températures basses ?

64. Quand dit-on qu'il y a rémission ?

65. Et exacerbation ?

66. Qu'appelle-t-on température minimum ?
67. Et maximum ?
68. Qu'est-ce que l'apyrexie ?
69. Une température trop élevée est-elle compatible avec la vie ?
70. Quel degré dépasse-t-elle rarement ?
71. Que fera l'infirmière si la température s'élève au-dessus de 40° ou descend au-dessous de 36° ?

## ULSATION

72. Que nomme-t-on pouls ?
73. Qu'est-ce donc que le pouls ?
74. Pourquoi tâte-t-on le pouls ?
75. Où l'explore-t-on de préférence ?
76. Où peut-on le sentir encore ?
77. Comment tâte-t-on le pouls ?
78. Quelle précaution prend-on si le sang est pauvre et si les contractions sont faibles ?
79. Avec quelle main tâte-t-on le pouls ?
80. Que remarque-t-on dans le pouls ?
81. Qu'entend-on par fréquence ?
82. Qu'est-ce qui la fait varier en état de santé ?
83. Quel est le nombre moyen de pulsations chez le vieillard ?
84. Chez l'adulte ?
85. Chez l'enfant de sept ans ?

86. Chez l'enfant de cinq ans?

87. Chez le nouveau-né?

88. Le pouls est-il plus rapide chez la femme que chez l'homme?

89. Quelles sont les causes qui augmentent le nombre des pulsations?

90. Qu'appelle-t-on pouls du médecin?

91. Dites jusqu'à quel nombre de pulsations on peut remarquer sous l'influence de la fièvre?

92. Le pouls se ralentit-il parfois?

93. Comment compte-t-on le pouls avec une montre ordinaire?

94. Avec une montre à seconde?

95. Et avec un sablier?

96. Que nomme-t-on rythme du pouls?

97. Comment est-il quand il est régulier?

98. Irrégulier?

99. Intermittent?

100. A quel intervalle cette intermittence peut-elle se produire?

101. Que nomme-t-on faux-pas du cœur?

102. Quand le pouls est-il bigéminé?

103. Paradoxal?

104. Dur?

105. Mou?

106. Egal?

107. Inégal?

108. Vide?

109. Plein?

110. Les indications du pouls et celles du thermomètre ont-elles la même signification?

111. Quand est-il bon de consulter le pouls?

112. Dites l'importance de l'exploration du pouls pendant l'anesthésie.

## RESPIRATION

113. Quand est-il bon de compter les respirations?

114. De combien de temps la respiration se compose-t-elle?

115. Expliquez ce qu'on appelle inspiration.

116. Et expiration.

117. Comment se rend-on compte des respirations?

118. Dites quel est le mode de respiration de la femme.

119. Et de l'homme?

120. Quand la respiration peut-elle devenir costale supérieure chez l'homme?

121. Pendant combien de temps compte-t-on la respiration?

122. Quel est le nombre normal pour l'adulte?

123. Entre quinze et dix-huit ans?

124. A huit ans?

125. Et chez les tout petits enfants?

126. La respiration s'accélère-t-elle ou se ralentit-elle parfois ?

127. Que remarque-t-on d'anormal dans la respiration lorsque le larynx est rétréci ?

128. Que nomme-t-on tirage sous-sternal ?

129. Et sus-sternal ?

130. Que se passe-t-il en même temps du côté du nez ?

## FEUILLES DE TEMPÉRATURE

131. Où consigne-t-on les indications fournies par la température, les pulsations et les respirations ?

132. Décrivez les feuilles de température.

133. Comment et quand y marque-t-on les observations recueillies ?

134. Que nomme-t-on courbe de température ?

135. De quelle utilité ces feuilles sont-elles pour le médecin ?

136. Pourquoi ne marque-t-on pas ordinairement les observations dès les premiers jours de la maladie ?

137. ## RÉVULSION ET DÉRIVATION

138. Comment le sang est-il distribué à l'état physiologique ?

139. Qu'appelle-t-on hypérémie ?

140. Quelle est l'étymologie de ce mot ?

141. Que fait-on contre l'hypérémie?
142. Dites en quoi consiste la dérivation.
143. Et la révulsion.
144. Sur quoi ces moyens agissent-ils?
145. Jusqu'où vont-ils?
146. Nommez les différents moyens employés.

## RUBÉFACTION

147. En quoi la rubéfaction consiste t-elle?
148. Ses effets doivent-ils durer longtemps?
149. Que produirait la rubéfaction employée trop longtemps et trop énergiquement?
150. Quels sont les principaux rubéfiants?

## FRICTIONS

151. Qu'entend-on par friction?
152. Combien y a-t-il de sortes de frictions?
153. Avec quoi fait-on les frictions sèches?
154. Et comment.
155. Quelle est leur durée?
156. Dans quelle direction doit-on frotter?
157. Dites quelles sont les contre-indications des frictions.
158. Dans quel but fait-on les frictions sèches?
159. Qu'entend-on par frictions humides.?
160. A quoi servent-elles?
161. Combien de temps doivent-elles durer?

## SINAPISMES

162. Qu'est-ce que les sinapismes?
163. Pourquoi les applique-t-on?
164. Comment les prépare-t-on?
165. Quelle précaution doit-on prendre si on enferme le sinapisme entre deux linges?
166. Comment s'assure-t-on de la qualité de la farine de moutarde?
167. Que faut-il pour que la farine de moutarde devienne rubéfiante.
168. L'eau chaude et le vinaigre doivent-ils être associés à la farine de moutarde?
169. En agissant ainsi, quelle action substituerait-on à l'action rubéfiante de la moutarde?
170. Que fait-on une fois le sinapisme enlevé?
171. Si l'inflammation produite était trop vive?
172. Et si quelques parcelles de moutarde restaient adhérentes à la peau?
173. Où applique-t-on les sinapismes?
174. Comment les maintient-on?
175. Doit-on surveiller l'effet qu'ils produisent et pourquoi?
176. Combien de temps les laisse-t-on sur les enfants?
177. Et sur les adultes?
178. Chez qui doit-on surtout veiller à ne pas les laisser trop longtemps?
179. Qu'appelle-t-on sinapisme instantané?

180. Comment les emploie-t-on ?
181. Dites en quoi les Rigolot sont préférables aux autres sinapismes.
182. Expliquez pourquoi on débarrasse de son huile grasse la moutarde des papiers Rigolot.
183. Combien de temps maintient-on en place ces sortes de rubéfiants ?
184. Que ferait-on pour obtenir une action encore plus forte ?
185. Qu'est la solution de moutarde de Fleury ?
186. Si on voulait obtenir une irritation plus légère, à quoi aurait-on recours ?
187. Comment prépare-t-on et emploie-t-on les cataplasmes sinapisés ?
188. A quoi les sinapismes servent-ils ?
189. Quand sont-ils des révulsifs ?
190. Et des dérivatifs ?
191. Que sont en tous cas les sinapismes ?
192. Qu'appelle-t-on promener les sinapismes ?

## AUTRES RUBÉFIANTS

193. Nommez quelques autres rubéfiants.
194. Pourquoi a-t-on abusé du vinaigre comme rubéfiant ?
195. Que sont les bains de pieds et comment les prépare-t-on ?
196. Quelle est leur durée ?
197. Comment procède-t-on pour les bains de pieds sinapisés ?

198. Quel nom donne-t-on aux bains de pieds?

199. Parlez des bains sinapisés.

200. Par quoi obtient-on une révulsion prolongée?

201. Expliquez la manière d'employer la teinture d'iode.

202. Comment renouvellera-t-on ces applications?

203. Faudra-t-il les interrompre, et pourquoi?

204. Quand pourra-t-on les reprendre?

205. Quel effet produisent-elles sur la peau?

206. Diffère-t-il selon les individus?

207. Et selon la teinture employée?

208. Remplace-t-on quelquefois l'iode par le coton iodé?

209. Dites l'effet qu'il produit si on le fixe avec une serviette.

210. Et avec une feuille de gutta-percha laminée.

211. Doit-on employer l'iode comme vésicant?

### URTICATION

212. L'urtication vraie est-elle usitée aujourd'hui?

213. Pourquoi s'en servait-on autrefois?

214. Comment l'obtenait-on?

215. Par quoi la remplace-t-on maintenant?

216. Comment produit-on l'urtication artificielle?

217. Parlez de la roue révulsive de Mathieu.

218. Du révulseur de Dreyfus.

219. Et des chenilles processionnaires.

220. Comment peut-on combattre l'irritation qu'elles produisent?

221. Que sont les emplâtres de thapsia et quels en sont les effets ?
222. De quelle manière les applique-t-on ?
223. Leur action s'étend-elle, et pourquoi ?
224. Peut-on prolonger leur application ?
225. Que fera-t-on après les avoir enlevés ?
226. Et s'ils ont produit de la sérosité ?
227. Quelle précaution l'infirmière devra-t-elle prendre après avoir touché le thapsia et l'huile de croton ?

## VÉSICATION

228. Qu'est-ce que la vésication ?
229. Les rubéfiants pourraient-ils la produire ?
230. Pourquoi ne les emploie-t-on pas dans ce but ?
231. Que nomme-t-on vésicatoire ?
232. Par quoi la vésication peut-elle être produite ?
233. L'ammoniaque a-t-elle une action rapide ?
234. Comment l'applique-t-on ?
235. Pendant combien de temps ?
236. De quelle façon procède-t-on si on n'a ni verre de montre ni godet ?
237. Par quoi évite-t-on l'évaporation ?
238. Que ferait-on si on voulait obtenir un effet moins violent ?
239. Comment évite-t-on que l'ammoniaque ne fuse ?
240. L'eau chaude peut-elle servir de vésicant ?

241. Comment l'emploie-t-on ainsi ?
242. Qu'est le marteau de Mayor ?
243. Dans quel cas rend-il surtout des services?
244. Qu'appelle-t-on cautère numulaire, et quelle est l'étymologie de ce nom ?
245. Comment s'en sert-on ?
246. Quels avantages et quels inconvénients ces différents moyens présentent-ils ?
247. Par quoi la meilleure vésication est-elle amenée ?
248. Quel est le nom scientifique des cantharides, et comment sont-elles ?
249. Où les recueille-t-on ?
250. A quel procédé a-t-on recours pour les conserver ?
251. Où le principe actif qu'elles renferment se trouve-t-il ?
252. Qu'en fait-on ?
253. Donnez la formule de la pâte vésicante.
254. Que prépare-t-on avec cette pâte ?
255. N'y a-t-il pas une autre manière de l'employer?
256. Comment fait-on les vésicatoires dans les hôpitaux ?
257. A quoi reconnaît-on la pâte vésicante ?
258. Que fait-on sur la peau avant d'y appliquer un vésicatoire ?
259. Où place-t-on les vésicatoires ?
260. Comment les maintient-on ?
261. Pourquoi doit-on immobiliser le vésicatoire ?

262. Et surveiller la personne sur laquelle on l'a appli-
     qué ?

263. Quand cette précaution devient-elle indispensable ?

264. Quelle est la durée de l'application chez un adulte ?

265. Et chez un enfant ?

266. Expliquez comment on enlève un vésicatoire.

267. Par quel procédé ôtera-t-on les parcelles de pâte
     vésicante qui pourraient rester attachées à la peau ?

268. Fait-on écouler la sérosité contenue dans la phlyc-
     tène ?

269. Comment panse-t-on ensuite le vésicatoire ?

270. Combien de fois renouvelle-t-on le pansement ?

271. Comment la plaie guérit-elle ?

272. Que ferait-on si, au moment où on enlève le vési-
     catoire, la cloche ne s'était pas encore produite ?

273. La sérosité n'est-elle pas épaisse parfois, et quand
     cela arrive-t-il ?

274. De quelle manière peut-on la liquéfier ?

275. D'où provient cette sérosité ?

276. Parlez de la cystite cantharidienne.

277. Comment peut-on diminuer l'action irritante des
     cantharides ?

278. L'éviter ?

279. Et y remédier si elle se produit ?

280. Y a-t-il des cas où l'on ne peut pas appliquer de
     vésicatoires, et quels sont-ils ?

281. Par quoi les remplace-t-on alors ?

282. Parlez de l'emploi du chloroforme comme vésicant.
283. Que nomme-t-on vésicatoires volants ?
284. Laissent-ils une cicatrice ?
285. Et les vésicatoires permanents ?
286. Qu'est-ce qui survient parfois à la suite des vésicatoires ?
287. Quelle différence y a-t-il entre un vésicatoire volant et un vésicatoire permanent ?
288. Comment panse-t-on le vésicatoire permanent ?
289. Parlez des pommades épispastiques.
290. Que signifie le mot épispastique ?
291. Quel est l'effet produit par les substances épispastiques ?
292. Varie-t-on les pommades que l'on emploie ?
293. Quelle précaution prend-on pour éviter que le vésicatoire n'augmente de surface ?
294. Combien de fois panse-t-on les vésicatoires permanents, et pourquoi ?
295. Comment enlève-t-on le pus qui les recouvre ?
296. De quelle manière évitera-t-on des souffrances au malade ?
297. Un vésicatoire permanent doit-il être surveillé et pourquoi ?
298. Que ferait-on si le malade était surexcité ?
299. Comment fait-on sécher un vésicatoire permanent ?
300. Que nomme t-on mouches de Milan et comment les emploie-t-on ?

301. Qu'est-ce que la méthode endermique ?

302. Comment procède-t-on quant à la durée et aux pan-sements pour les vésicatoires employés dans ce but ?

303. Comment hâte-t-on ainsi l'absorption du médica-ment ?

304. Expliquez une autre manière de procéder.

305. Nommez le médicament le plus souvent employé ainsi.

306. Quel est l'inconvénient de l'usage de la belladone par la méthode endermique ?

307. Que préfère-t-on généralement aujourd'hui à cette méthode ?

VENTOUSES

308. Que nomme-t-on ventouses ?

309. Par quoi peut-on remplacer les verres à ventouses ?

310. Quelle forme de verre préférera-t-on, et pourquoi ?

311. Combien y a-t-il de sortes de ventouses ?

312. Que sont les ventouses sèches ?

313. Pourquoi les appelle-t-on ainsi ?

314. Comment s'y prend-on pour appliquer une ventouse sèche ?

315. Par quoi obtient-on la raréfaction de l'air dans la ventouse ?

316. Que faut-il pour qu'une ventouse puisse prendre ?

8*

317. Sur qui est-il difficile d'appliquer les ventouses ?
318. Que ferait-on s'il existait des poils sur la surface d'application ?
319. Faut-il aller vite pour appliquer une ventouse ?
320. Que se passe-t-il dès qu'on a appliqué la ventouse ?
321. Quand la peau bombera-t-elle le plus facilement dans le verre ?
322. Après combien de temps pourra-t-on enlever la ventouse ?
323. Comment s'y prend-on pour l'enlever ?
324. Qu'obtient-on par l'emploi des ventouses ?
325. Peut-on en placer beaucoup ?
326. Sur quels points les met-on dans les congestions pulmonaires ?
327. Que laissent les ventouses ?
328. Y a-t-il des instruments qui permettent de faire le vide dans les ventouses sans recourir à la chaleur ?
329. Décrivez la ventouse à refoulement de Blatin.
330. Comment l'emploie-t-on ?
331. Quel est l'inconvénient de ce système ?
332. Dites comment est l'instrument qu'on a imaginé pour obvier à cet inconvénient ?
333. Est-il puissant ?
334. Parlez des ventouses à succion de M. Capron.
335. Expliquez la manière de les employer.
336. De quoi les ventouses à pompes de Charrière se composent-elles ?

337. Comment les applique-t-on ?
338. Et les enlève-t-on ?
339. Qu'est la ventouse de Junod ?
340. Comment y raréfie-t-on l'air ?
341. Pourquoi ne peut-elle pas être employée par l'infir-
    mière ?
342. Quelles sensations cette ventouse fait-elle éprou-
    ver ?
343. Que sont les ventouses scarifiées ?
344. Comment fait-on les scarifications ?
345. Pourquoi ne doivent-elles pas former de losanges ?
346. En quoi le scarificateur est-il préférable au bistouri ?
347. Décrivez le scarificateur de Charrière.
348. Comment l'emploie-t-on ?
349. Et le nettoye-t-on ?
350. Pourquoi fait-on couler le sang des scarifications en
    les lavant à l'eau tiède ?
351. Si cela ne suffit pas, que fait-on ?
352. Dites pour quelle raison on doit surveiller les ven-
    touses appliquées après les scarifications ?
353. Comment panse-t-on les blessures produites par les
    scarifications ?
354. Quelles cicatrices laissent-elles ?
255. Parlez des deux autres sortes de ventouses.
356. D'où vient le nom de la ventouse bdélomètre et par
    qui est-elle construite ?
357. Qu'est-elle ?

358. De qui est la ventouse thérabdelle et d'où vient son nom?

359. Décrivez-la.

360. Dans quel but emploie-t-on les ventouses pour les plaies empoisonnées?

361. Est-il important, en cas de piqûre, de savoir par quel animal elle a été produite?

362. A quoi reconnaîtra-t-on que la piqûre est due à une vipère?

## SANGSUES

363. Quel est l'effet produit par la sangsue?

364. Décrivez la sangsue.

365. Comment est la sangsue médicinale?

366. La sangsue officinale?

367. Et la sangsue du cheval?

368. Cette dernière doit-elle être rejetée?

369. Où les sangsues vivent-elles et comment les pêche-t-on?

370. Comment les conserve-t-on?

371. Lorsqu'elles ont été appliquées faut-il leur faire rejeter le sang qu'elles ont absorbé?

372. Comment doit-on les traiter d'après Bouchardat?

373. Faut-il employer de nouveau une sangsue qui a servi dans une maladie contagieuse?

374. Quelles sont les meilleures sangsues?

375. Que fait-on à la peau au point où l'on veut en appliquer?

376. Peut-on les faire prendre sur un endroit velu ?

377. Que fait-on aux sangsues avant de les poser?

378. Comment les fait-on mordre si elles n'en ont pas
envie ?

379. Et si elles n'absorbent pas une quantité suffisante de
sang?

380. Ce dernier procédé est-il bon ?

381. Les applique-t-on en masse, ou l'une après l'autre ?

382. Comment les pose-t-on au moyen d'un verre ?

383. Préférera-t-on employer un verre à petite ouverture?

384. Quand enlève-t-on le verre ?

385. Que ferait-on si quelques unes n'avaient pas voulu
prendre ?

386. Les place-t-on quelquefois dans une compresse ?

387. Que ferait-on si elles tombaient après avoir sucé à
peine ?

388. Comment les fait-on prendre à l'aide d'un tube de
carton ?

389. D'un tube de sparadrap ?

390. D'une pomme ou d'une pomme de terre ?

391. Combien de temps les sangsues restent-elles en
place ?

392. Est-il bon de les toucher pendant qu'elles sont en
place ?

393. Comment leur fait-on lâcher prise ?

394. Quels inconvénients y-a-t-il à les arracher?
395. De quelle façon le sang s'écoule-t-il le plus souvent?
396. Par quel moyen le fait-on couler?
397. L'arrête-t-on toujours facilement?
398. Quels sont les différents moyens employés pour cela?
399. Que sont les hémophiles?
300. Comment arrête-t-on chez eux efficacement l'hémorragie consécutive à la piqûre d'une sangsue?
401. Le sang provenant de la piqûre de la sangsue s'épanche-t-il toujours au dehors?
402. Comment procède-t-on dans ce cas?
403. Où ne doit-on jamais poser de sangsues?
404. Quelle est en moyenne la quantité de sang absorbée par une sangsue?
405. Quelle précaution prendrait-on si on plaçait une sangsue près d'une cavité naturelle?
406. Et si on la mettait dans la bouche?
407. Comment ferait-on sortir une sangsue qui se serait introduite dans l'anus ou dans le vagin?
408. Et si on l'avalait?
409. Que deviennent les piqûres de sangsues les jours suivants?
410. Comment les pansera-t-on?
411. Que peut-il résulter d'une piqûre de sangsue mal soignée?
412. Quelle est la cicatrice laissée par une sangsue?
413. Dans quel but emploie-t-on les sangsues?

## SAIGNÉE

414. Que nomme-t-on saignée ?

415. Pourquoi saignait-on beaucoup autrefois ?

416. Et très peu aujourd'hui ?

417. Où peut-on le faire ?

418. Où les anciens saignaient-ils ?

419. Quelles sont les veines sur lesquelles on saigne aujourd'hui ?

420. Pourquoi le fait-on de préférence à la veine médiane céphalique ?

421. Quelle précaution prendrait-on si on était obligé de saigner à la veine médiane basilique, et pourquoi ?

422. Quelle veine ouvrirait-on si on devait saigner sans en avoir l'habitude ?

423. Comment bande-t-on le bras que l'on veut saigner, et pourquoi ?

424. Pourquoi fait-on rouler une bande ou un objet rond dans la main ?

425. Où reçoit-on le sang qui coule de la veine ouverte ?

426. Que contient une palette ?

427. Par quoi remplace-t-on souvent la palette ?

428. Qu'entend-on par thrombus, et comment l'évite-t-on ?

429. De quelle façon peut-on y remédier ?

430. Quel pansement fait-on après une saignée ?

431. Où pratique-t-on l'incision lorsque le malade a déjà été saigné plusieurs fois ?

432. Quel vaisseau ouvre-t-on ordinairement pour la saignée du pied ?

433. Comment la fait-on ?

434. Quel bandage applique-t-on ensuite ?

435. Pourquoi ne laissera-t-on pas manger le malade avant de le saigner ?

436. Que préparera la garde avant cette opération ?

437. Que fera-t-elle après ?

438. Si le sang continuait à couler ?

439. A quoi reconnaîtrait-elle que le bandage est trop serré ?

440. Que ferait-elle dans ce cas ?

441. Pourquoi opère-t-on le plus souvent le malade au lit ?

442. Doit-on immobiliser le bras ?

443. Quelles sont les complications qui peuvent être amenées par la saignée ?

444. Quel est le nom de la saignée veineuse, et d'où vient-il ?

445. Et de la saignée artérielle ?

## VACCINATION

446. Qu'avait-on remarqué depuis longtemps en Angleterre au sujet du cow-pox ?

447. Quelle fut l'idée de Jenner?
448. Quand a-t-il propagé la vaccine?
449. Qu'appelle-t-on cow-pox?
450. Et horse-pox?
451. Que contiennent les pustules?
452. Expliquez ce qu'on entend par vaccine?
453. Et par vaccination?
454. Lorsqu'elle a réussi, que peut-on faire?
455. Faut-il être sévère en choisissant la personne sur laquelle on veut prendre le vaccin, et pourquoi?
456. Combien y a-t-il de sortes de vaccin?
457. Quelle différence y a-t-il entre la vaccine la vaccination et le vaccin?
458. Qu'appelle-t-on vaccinifère?
459. Peut-on transmettre des maladies avec le vaccin?
460. Qu'a-t-on fait pour éviter le danger d'un mauvais vaccinifère?
461. Dites les avantages présentés par le vaccin animal?
462. Parlez des instituts vaccinaux?
463. Où trouve-t-on toujours du vaccin?
464. Où et quand recueille-t-on le vaccin que l'on veut garder?
465. Où le conserve-t-on?
466. Comment recueille-t-on le vaccin dans des tubes et comment l'y enferme-t-on?
467. Comment garde-t-on ces tubes?
468. De quelle façon peut-on en sortir le vaccin?

469. Combien peut-on prendre de tube par pustule?

470. S'il s'agit de vaccin animal, que faut-il pour qu'il soit bon?

471. Comment recueille-t-on le vaccin sur plaque?

472. A quelle condition ce vaccin se conserve-t-il long-temps?

473. Comment l'emploie-t-on?

474. Pourquoi ne faut-il jamais prendre de sang avec le vaccin à inoculer?

475. Que nomme-t-on lymphe vaccinale?

476. Donne-t-elle de bons résultats dans le vaccin animal?

477. Parlez de la pulpe vaccinale.

478. Peut-on nuire à l'enfant en lui prenant du vaccin?

479. Le vaccin s'affaiblit-il?

480. Comment fait-on dans les instituts vaccinaux pour se procurer du vaccin?

481. De quelle manière régénère-t-on la source du vaccin?

482. Peut-on vacciner en toute saison et à tout âge?

483. En cas d'épidémie, vaccinera-t-on un enfant dès sa naissance.

484. Quel âge attendra-t-on en temps ordinaire?

485. Au bout de combien de temps l'action préservatrice du vaccin est-elle épuisée?

486. Quelle précaution devra-t-on prendre en cas d'épidémie?

487. Pourquoi le vaccin prend-il ou ne prend-il pas?

488. La vaccination et la revaccination peuvent-elles donner lieu à la petite vérole?

489. Pourquoi a-t-on vu la variole éclater chez des sujets nouvellement vaccinés?

490. Où peut-on prendre le vaccin lorsque l'on veut vacciner?

491. Au bout de combien de temps le prend-on pour la vaccination de bras à bras?

492. Et d'après une génisse?

493. L'incubation du vaccin animal est-elle plus longue que celle du vaccin humain?

494. Le cow-pox vaut-il la vaccination humaine pour les enfants?

495. Et pour les adultes?

496. A quelle condition doit-on préférer pour les adultes la vaccination de bras à bras?

497. Où vaccine-t-on?

498. La vaccine laisse-t-elle des cicatrices?

499. Où vaccine-t-on souvent les dames à cause de cela?

500. Une seule piqûre suffit-elle?

501. Combien en fait-on ordinairement, et comment les dispose t-on?

502. Expliquez la façon dont on vaccine de bras à bras?

503. Et avec le cow-pox?

504. Que faut-il éviter quand on vient d'être inoculé?

505. Que remarque-t-on pendant les trois premiers jours qui suivent l'inoculation?
506. Le troisième jour?
507. Le quatrième jour?
508. Le cinquième jour?
509. Le sixième jour?
510. Le septième jour?
511. Le huitième jour?
512. Le neuvième jour?
513. Le dixième et le onzième?
514. Le douzième?
515. Le treizième?
516 Le quatorzième?
517. Et les jours suivants?
518. Quand la croûte tombe-t-elle?
519. La cicatrice qu'elle laisse est-elle durable?
520. A quoi distingue-t-on la cicatrice de la saignée de celle de la sangsue et de celle de la vaccine?
521. Décrivez la fausse vaccine.
522. Est-elle préservatrice et chez qui l'observe-t-on?
523. Que nomme-t-on vaccinelle ou vaccinoïde?
524. Que préparera la garde-malade lorsque l'on devra vacciner?
525. Que fera-t-elle les jours suivants?
526. Parlez des éruptions vaccinales.
527. Et des complications locales.
528. Qu'est-ce que la vaccine ulcéreuse?

529. D'où et par qui la variole nous a-t-elle été apportée?

530. Où pratiquait-on depuis longtemps la variolisation avant la découverte de la vaccine?

531. Depuis quand et par qui a-t-elle été importée en France?

532. En quoi consiste-t-elle?

533. Quels en sont les inconvénients?

534. La vaccination offre-t-elle les mêmes dangers?

535. Qu'arrive-t-il si on vaccine et variolise en même temps un individu?

536. Au bout de combien de jours la variolisation préserve-t-elle de la vaccine?

537. Et la vaccination de la variole?

538. L'immunité variolique arrive-t-elle plus tard que l'autre.

539. La varioloïde préserve-t-elle de la variole?

540. Et la varicelle?

541. Expliquez les bienfaits amenés par la découverte de la vaccination.

## INJECTIONS HYPODERMIQUES

542. Quand et par qui les injections hypodermiques ont elles étaient faites et remises en vigueur?

543. Sont-elles beaucoup employées aujourd'hui et qui charge-t-on de les faire?

544. En quoi cette opération consiste-t-elle ?

545. Dans quel cas ce mode d'administration est-il utile ?

546. Tous les médicaments peuvent-ils être administrés ainsi ?

547. Que faut-il pour qu'ils soient absorbés ?

548. Que pourraient provoquer quelques-uns d'entre eux ?

549. Citez en qu'on n'emploie jamais ainsi.

550. Nommez quelques médicaments employés en injections hypodermiques.

551. Dans quel cas injecte-t-on le sulfate de strychnine ?

552. L'aconitine et la vératrine à quelle dose ?

553. Et le sulfate et le chlorhydrate de morphine ?

554. Quelle dose contient la seringue de Pravaz ?

555. Comment et pourquoi injecte-t-on l'éther ?

556. En cas d'hémorragies utérines, de quelle façon emploiera-t-on l'ergotine ?

557. Quelle est la quantité contenue dans chaque seringue de Pravaz si on emploie les solutions de Bonjean et d'Yvon ?

558. Administre-t-on ainsi volontiers la quinine ?

459. Dans quoi la caféine est-elle soluble ?

560. Comment la dose-t-on ?

561. Les injections d'eau pure sont-elles employées et pourquoi ?

562. Et les préparations iodées ?

563. A quel usage Pravaz affectait-il sa seringue et qui l'a modifiée ?

564. Décrivez-la?

565. Comment le piston est-il disposé?

566. Qu'y a-t-il à l'extrémité inférieure du corps de pompe?

567. Dites la contenance des seringues?

568. Comment fait-on les injections hypodermiques?

569. A quoi reconnaît-on qu'on est arrivé dans le tissu cellulaire sous-cutané?

570. Doit-on pousser tout le liquide d'un seul coup?

571. Que fait-on lorsque l'injection est terminée?

572. Que se produit-il si elle est faite dans le derme?

573. Et dans le muscle?

574. L'éther et l'ergotine sont-ils injectés de la même manière que les autres substances?

575. Peut-on faire ces injections sur tout le corps, et quels points évite-t-on?

576. Où les fait-on de préférence?

577. Si l'on donne plusieurs injections, pourquoi ne doit on pas les faire sur le même point?

578. Que ferait-on si elles provoquaient un petit écoulement de sang?

579. Que produisent quelquefois les injections de morphine?

580. Comment évite-t-on les nodosités qu'elles produisent parfois?

581. Par quoi pourra-t-on combattre les complications inflammatoires?

582. Fera-t-on ces injections sans l'ordre du médecin?
583. Faut-il être exact pour les doses?
584. Comment nettoyera-t-on la seringue ?
585. Et la débouchera t-on ?
586. Qu'y a-t-il aux deux bouts de la seringue?
587. Comment arrangera-t-on ces rondelles de cuir si elles sont abîmées?
588. Pourquoi faut-il prendre tant de précautions pour les seringues de Pravaz?

## ANESTHÉSIE

589. Que nomme-t-on anesthésie ?
590. Quand est-elle partielle?
591. Unilatérale ?
592. Bilatérale ?
593. Sensorielle?
594. Expliquez ce qu'on entend par analgésie?
595. Qu'est-ce que l'anesthésie générale et comment est-elle produite?
596. A-t-on toujours besoin de provoquer une anesthésie générale?
597. Comment obtient-on une anesthésie partielle?
598. Qu'emploie-t-on pour les muqueuses?
599. Quels sont les effets produits sur l'économie par la cocaïne?

600. Qu'emploie-t-on aujourd'hui de préférence pour l'extraction des dents?
601. Comment, en chirurgie, fait-on le plus souvent l'anesthésie locale?
602. Dites l'emploi de la glace comme anesthésique.
603. Comment agit-elle et pourquoi l'emploie-t-on?
604. Parle de l'anesthésie partielle par l'éther.
605. Quelles précautions nécessite l'emploi de l'éther?
606. Indiquez les accidents qui pourraient être provoqués par leur application prolongée?

ANESTHÉSIE GÉNÉRALE

607. Y a-t-il longtemps qu'on cherche à abolir ou à atténuer la douleur?
608. Quels sont les moyens employés par les anciens, d'après Pline, Dioscoride, et Dodonée?
609. Que faisait-on au moyen-âge?
610. Dans l'Inde?
611. Pendant l'Inquisition?
612. Qu'employait-on au XIIIᵉ siècle?
613. Quels autres moyens a-t-on essayés ensuite?
614. Parlez de la découverte d'Humphry Davy.
615. Connaissait-on l'emploi des vapeurs d'éther?
616. Que pensait Velpeau de l'anesthésie en 1839?
617. Parlez des expériences d'Horace Wels.
618. Rappelez en quelques mots celles de Jackson, de

6

Morton, de Robinson, de Jobert, de Malgaigne et de Velpeau?

619. Qu'entend-on aujourd'hui par anesthésie chirurgicale?

620. Que devinrent Morton, Jackson et Wels?

621. Parlez de la découverte du chloroforme.

622. Dites deux mots des recherches de Flourens, de Simpson et de Claude Bernard.

623. Décrivez l'effet de l'éther et du chloroforme.

624. Quand doit-on préférer l'un à l'autre?

625. Dites la différence des résultats obtenus par l'un et l'autre de ces agents.

626. A quoi étaient dus la plupart des accidents amenés par le chloroforme?

627. Comment reconnaît-on s'il est pur ou impur?

628. Indiquez un autre moyen.

629. Parlez du chloroforme d'Adrian et des doses qu'il faut en employer.

630. Puisque l'infirmière ne donne jamais le chloroforme, pourquoi est-il bon qu'elle en connaisse l'emploi?

631. Que donnera-t-on au patient, la veille d'une anesthésie?

632. Qu'observera-t-on pour sa nourriture?

633. A quoi l'infirmière veillera-t-elle?

634. Où fait-on l'opération à l'hôpital ou dans une maison de santé?

635. Par quoi, dans une maison particulière, remplace-t-on la table d'opération?

636. Pourquoi donne-t-on la position couchée à l'opéré ?

637 Quand et pourquoi doit-on soulever la tête de l'opéré ?

538. Et déserrer ses vêtements et le découvrir ?

639. De quelle manière fera-t-on respirer le chloroforme ?

640. Que doit-on préparer encore ?

641. Quel est le danger offert par la langue et comment y remédie-t-on ?

642. Comment empêche-t-on ces accidents de se produire ?

643. De quelle façon surveille-t-on l'opéré pour les mouvements, le pouls, la face, la respiration, et quand faut-il suspendre l'emploi de l'anesthésique ?

644. Que remarque-t-on au sujet des pupilles ?

645. Quelle est la règle générale à suivre dans la choroformisation ?

646. Quand faut-il absolument l'interrompre ?

647. Que fait-on si les vomissements surviennent ?

648. Et si une syncope se produit ?

649. Faut-il agir vite en cas d'accident ?

650. Que fera-t-on premièrement ?

651. Comment ouvrira-t-on les mâchoires ou fera-t-on glisser le maxillaire inférieur ?

652. Quelle manœuvre fera-t-on pour la langue ?

653. Où place-t-on la tête de l'opéré pour flageller ses joues et avec quoi ?

654. Comment se servira-t-on dans ce cas du marteau de Mayor et de la pile électrique ?

655. Continuera-t-on longtemps ces manœuvres?

656. Comment réveille-t-on une personne anesthésiée?

657. Une fois réveillée qu'en fera-t-on?

658. Comment la réchauffe-t-on?

659. La surveillera-t-on longtemps et pourquoi?

660. Que lui donnera-t-on à prendre?

661. Que fera-t-on si les vomissements survenaient?

662. Quand s'abstient-t-on d'anesthésier un malade?

663. Pourquoi emploie-t-on l'anesthésie?

664. L'éthérisation n'aide-t-elle pas à reconnaître les affections simulées?

665. A quoi sert-elle dans la folie et la monomanie?

666. Parlez du chlorure de méthyle, de l'amylène et des courants électriques comme anesthésiques.

667. Et du protoxyde d'azote ou gaz hilarant?

668. Décrivez l'anesthésie provoquée par l'asphyxie?

669. Expliquez quelles sont les causes mécaniques qui peuvent provoquer l'asphyxie.

670. Comment peut-elle être produite par des gaz irrespirables et par lesquels?

671. Par des gaz toxiques, et lesquels?

672. Expliquez l'asphyxie par l'oxyde de carbone.

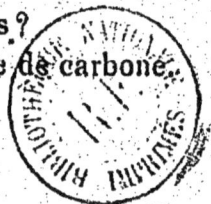

# TABLE DES MATIÈRES

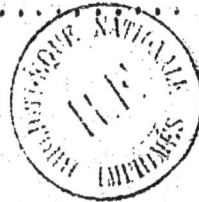

19,565. — Bordeaux, Vᵉ Cadoret, impr., rue Montméjan, 17.

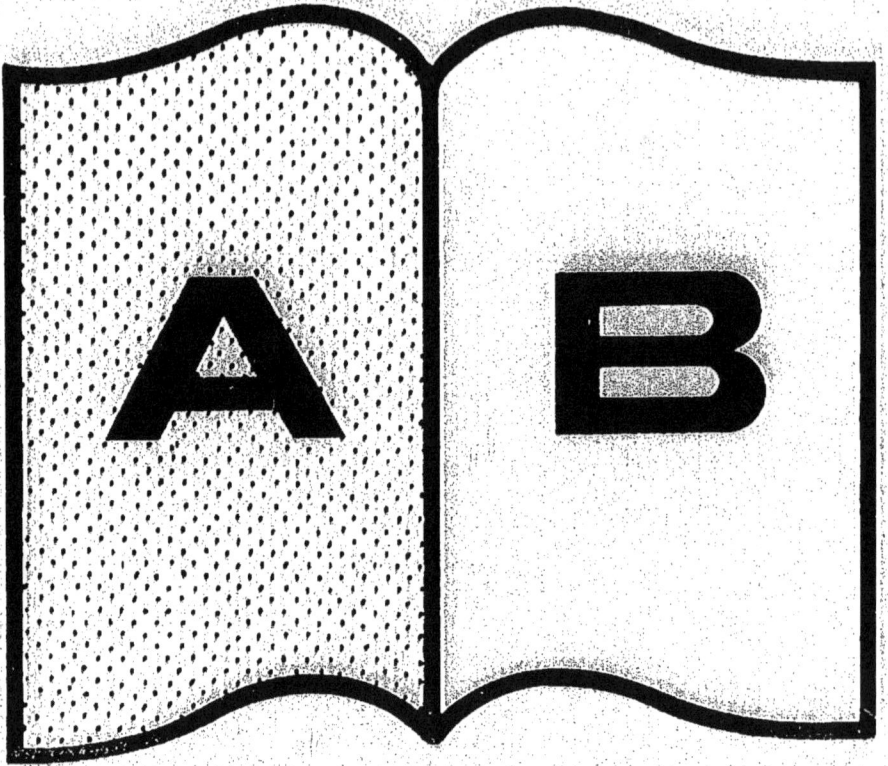

Contraste insuffisant

NF Z 43-120-14

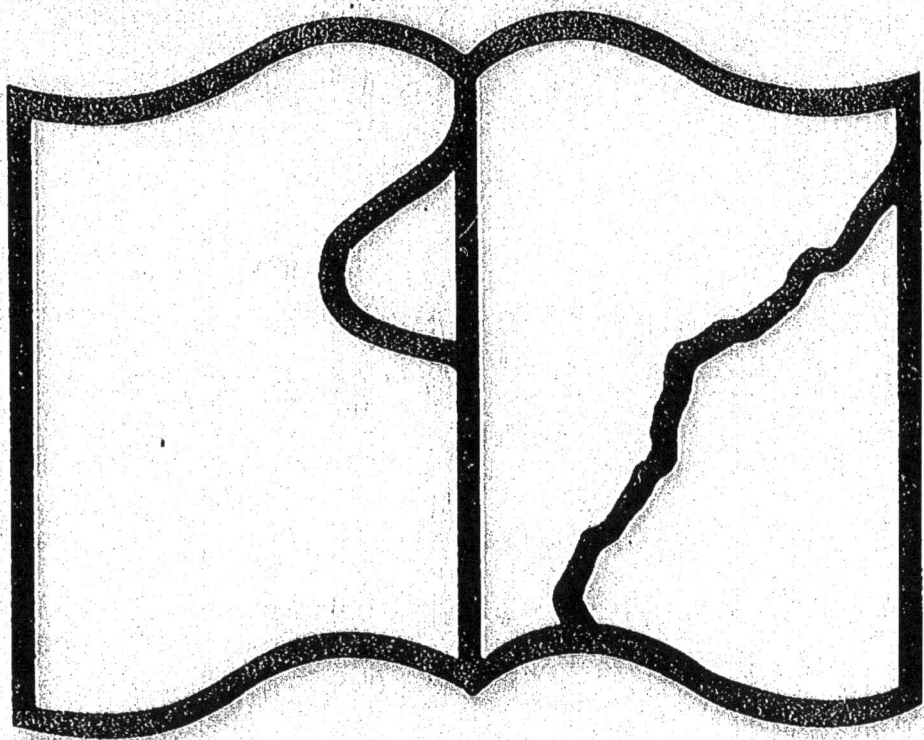

Texte détérioré — reliure défectueuse

NF Z 43-120-11

www.ingramcontent.com/pod-product-compliance
Lightning Source LLC
Chambersburg PA
CBHW071841200326

41519CB00016B/4195